Die „Monographien aus dem Gesamtgebiete der Neurologie und Psychiatrie" stellen eine Sammlung
solcher Arbeiten dar, die einen Einzelgegenstand dieses Gebietes in wissenschaftlich-methodischer
Weise behandeln. Jede Arbeit soll ein in sich abgeschlossenes Ganzes bilden. Diese Vorbedingung
läßt die Aufnahme von Originalarbeiten, auch solchen größeren Umfanges, nicht zu.

Die Sammlung möchte damit die Zeitschriften „Archiv für Psychiatrie und Nervenkrankheiten,
vereinigt mit Zeitschrift für die gesamte Neurologie und Psychiatrie" und „Deutsche Zeitschrift
für Nervenheilkunde" ergänzen. Sie wird deshalb Abonnenten zu einem Vorzugspreis geliefert.

Manuskripte nehmen entgegen

aus dem Gebiete der Psychiatrie:	Prof. Dr. M. MÜLLER, Rüfenacht (Bern), Hinterhausstraße 28
aus dem Gebiete der Anatomie:	Prof. Dr. H. SPATZ, 6 Frankfurt (Main)-Niederrad, Deutschordenstraße 46
aus dem Gebiete der Neurologie:	Prof. Dr. P. VOGEL, 69 Heidelberg, Voßstraße 2

MONOGRAPHIEN AUS DEM GESAMTGEBIETE DER NEUROLOGIE

UND PSYCHIATRIE

HEFT 107

HERAUSGEGEBEN VON

M. MÜLLER-RÜFENACHT (BERN) · H. SPATZ-FRANKFURT

P. VOGEL-HEIDELBERG

KLINIK UND ELEKTROMYOGRAPHIE DER SPONTANAKTIVITÄT DES MENSCHLICHEN SKELETMUSKELS

VON

KLAUS MAYER

MIT 28 ABBILDUNGEN

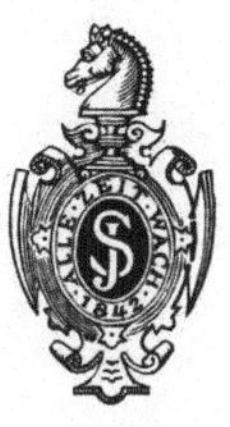

SPRINGER-VERLAG · BERLIN · HEIDELBERG · NEW YORK · 1965

Privatdozent Dr. med. Dr. phil. Klaus Mayer, Dozent für Neurologie und Psychiatrie,
Oberarzt der Neurologischen Klinik und Poliklinik der Universität Tübingen

Aus der Neurologischen Klinik und Poliklinik der Universität Tübingen
(Direktor: Professor Dr. J. Hirschmann)

ISBN-13: 978-3-540-03369-1   e-ISBN-13: 978-3-642-48188-8
DOI: 10.1007/978-3-642-48188-8

Titel Nr. 6439

Geleitwort

Elektromyographisch registrierbare pathologische Aktivität des ruhenden menschlichen Skeletmuskels findet sich unter mannigfachen pathologischen Bedingungen. Ihre diagnostische Zuordnung wird häufig von Vorstellungen bestimmt, die der Kritik nicht standhalten und die zu falschen Schlüssen über die Art des der Störung zugrunde liegenden Krankheitsprozesses führen. Die Arbeit ist unter der Zielsetzung entstanden, dem Kliniker Einblick zu vermitteln in die verschiedenen Erscheinungsformen pathologischer Aktivität des Skeletmuskels, in die pathophysiologischen Bedingungen ihres Auftretens und ihre diagnostische Wertung, da eine geschlossene Bearbeitung dieses besonderen Gebietes bisher nicht erfolgte. Die Untersuchungen über das Zustandekommen pathologischer Spontanentladungen mußten ihren Ausgang nehmen von der Sichtung einer größeren Zahl definierter Erkrankungen mit klinisch nachweisbarer Funktionsstörung des peripher motorischen Neurons. Hierbei zeigten die elektromyographischen Befunde eindeutig, daß das Auftreten der Spontanaktivität zwar selten vermißt wird bei organischer Läsion der motorischen Vorderhornzelle und ihrer Axone, daß aber pathologisch-anatomische Veränderungen dieses Systems nicht notwendigerweise als Bedingung für die Entstehung zugrunde gelegt werden müssen. Allein schon eine Übererregbarkeit motorischer Vorderhornzellen oder peripher motorischer Fasern führt zu Faszikulationspotentialen und hochfrequenten Impulsserien. Den Nachweis hierfür am Menschen zu erbringen, ist schwierig. Hier setzen die Untersuchungen ein, und es wird gezeigt, daß auch unter der Beschränkung, die das Experimentieren am Kranken auferlegt, wichtige Ergebnisse auf dem speziellen Gebiet zu gewinnen sind. Die lebhafte Spontanaktivität der nicht im Kontraktionszustand befindlichen Muskulatur unter Einwirkung chronischer Schmerzzustände in der Peripherie bei anatomisch intaktem, peripher motorischem Neuron bietet u. a. ein gewichtiges Argument für die Möglichkeit auch funktioneller Entstehung pathologischer Spontanentladungen. Weitere Einblicke in die Entstehung des Phänomens liefert die artefizielle Ischämie einer Extremität. Es konnte erstmalig gezeigt werden, daß diese geradezu einen Modellversuch bildet, in verkürzter Zeit diejenigen Erscheinungsformen pathologischer Muskelaktivität zu erzeugen, die bisher nur in bestimmten Phasen langdauernder organischer Krankheitsprozesse zu gewinnen waren.

Mit den vorgelegten Untersuchungsergebnissen werden dem Verständnis der Entstehung pathologischer Spontanentladung des menschlichen Skeletmuskels neue Grundlagen gegeben. Die gewonnenen Erkenntnisse eröffnen zahlreiche Aspekte, die sich fruchtbar auswirken werden für die Einordnung der elektromyographischen Befunde in das Gesamt der verschiedenartigen klinischen Erscheinungsbilder.

Tübingen, im März 1965   J. Hirschmann

Inhaltsverzeichnis

I. Einleitung und Aufgabenstellung

Motorische Reizerscheinungen werden im Gefolge zahlreicher Erkrankungen beobachtet und gelten im allgemeinen als unphysiologische Äußerungsform von Störungen im Bereich des peripheren motorischen Neurons oder der Muskulatur. Sie treten unabhängig von der Willkürinnervation auf und werden daher in der Neurologie und im elektromyographischen Schrifttum als „Spontanaktivität" oder „Spontanentladungen" bezeichnet. Hierbei darf jedoch nicht übersehen werden, daß diese motorischen Entladungen tatsächlich die Reizantwort auf unphysiologische Zustandsänderungen des Nerven oder der Muskulatur sind. Treffender und verständlicher wäre daher die Bezeichnung „pathologische Aktivität". Als solche ist auch im folgenden die sogenannte Spontanaktivität zu verstehen.

In der klinischen Neurologie haben das Fibrillieren einzelner Muskelfasern und das Fasciculieren von Muskelfasergruppen besondere differentialdiagnostische und prognostische Bedeutung. Sie werden als Ausdruck beginnender und fortgeschrittener Muskeldenervierung infolge Degeneration des peripheren motorischen Neurons gewertet. Diese Ansicht findet in den zahlreichen klinischen Beobachtungen und Untersuchungen über das Auftreten motorischer Reizerscheinungen nach Durchtrennung peripherer Nerven oder bei degenerativen Prozessen der motorischen Vorderhornzellen des Rückenmarks eine Bestätigung. Andererseits treten motorische Reizerscheinungen häufiger auf als tatsächlich eine Degeneration des peripheren motorischen Neurons vorliegt. Muskelfasciculieren wird in zahlreichen Fällen beobachtet und geklagt, obwohl sich keinerlei Hinweise für eine Erkrankung des Nervensystems oder der Muskulatur ergeben.

Die im Schrifttum vorliegenden klinischen Untersuchungen über das Zustandekommen und die diagnostische Wertung motorischer Reizerscheinungen sind verhältnismäßig gering und zudem sehr widerspruchsvoll. Im klinischen Sprachgebrauch wird Muskelfibrillieren und Muskelfasciculieren meist gleichbedeutend genannt. Dies ist nicht richtig, denn unter Fibrillieren sollten feine, spontane Zuckungen einzelner Muskelfasern, unter Fasciculieren spontane Zuckungen von Muskelfasergruppen verstanden werden. Das Muskelfibrillieren ist nur an der Zunge oder an der lediglich unter einer dünnen Schleimhaut liegenden Muskulatur der Innenseite der Lippen sowie an der übrigen Muskulatur nach Präparation der verdeckenden Haut, des Binde- und Fettgewebes sichtbar.
Fibrillieren der Zungenmuskulatur wurde erstmals von Schiff (1851) durch Durchschneiden des N. hypoglossus beim Hund und Kaninchen experimentell erzeugt. Weitere Untersuchungen zur Klärung dieses Phänomens führten Vulpian (1863) (sogenanntes pseudomotorisches Zungenphänomen) und Heidenhain (1863) durch. Heidenhain machte eine auch für unsere Untersuchungen bemerkenswerte Beobachtung: Er komprimierte bei einem Versuch beide Aa. linguales. Die mangelnde Sauerstoffzufuhr war auf der entnervten und der normalen Zungenseite erkennbar, allerdings schneller und intensiver auf der gelähmten Zungenseite.
Langley (1915) sah in den fibrillären Zuckungen des degenerierenden Muskels und der damit verbundenen gesteigerten Aktivität („over-activity") und einer nachfolgenden Erschöpfung die tatsächliche Ursache der Muskelatrophien.
Schiff beschrieb bereits die zeitlich zunächst vereinzelt auftretenden Fibrillationen, die dann zunehmende Ausbreitung des Fibrillierens über den ganzen Muskel und das Nachlassen des Fibrillierens bei fortschreitender Muskelatrophie. Außerdem erkannte er bereits das tierartspezifisch unterschiedliche Zeitintervall zwischen Nervendurchtrennung und Beginn des Fibrillierens, das auch von späteren Untersuchern nachgewiesen wurde.
Nach den Untersuchungen von Hines u. Knoowlton (1933) tritt nach Durchtrennung des N. ischiadicus Fibrillieren im M. gastrocnemius bei Ratten nach 3 Tagen, nach den Untersuchungen

von DENNY-BROWN u. PENNYBACKER (1938) bei Katzen nach 5 Tagen auf. Beim Menschen liegt das Intervall zwischen 10 und 18 Tagen und variiert zwischen den einzelnen Extremitätenmuskeln und Muskelgruppen. Man nahm daher an, daß die Größe der Tierart bestimmend ist für das Zeitintervall zwischen Nervenläsion und Auftreten des Fibrillierens.

Von LUCO u. EYZAGUIRRE (1955) wurde demgegenüber der Nachweis der Abhängigkeit dieses Intervalls von der Länge des degenerierenden, distal von der Verletzungsstelle gelegenen Axons erbracht. Auf diese Feststellungen werden wir noch an Hand der eigenen Untersuchungsergebnisse eingehen müssen.

Kein Zweifel besteht auf Grund zahlreicher klinischer Beobachtungen zumindest an dem Auftreten motorischer Reizerscheinungen nach Schädigung des periphermotorischen Neurons. Nach totaler Denervierung eines Muskels lassen sich motorische Reizerscheinungen zwar gehäufter nachweisen als bei partieller Denervierung. Es trifft aber nicht zu, daß sie nur bei Muskeldenervierung beobachtet werden.

Schon von GOLDSCHEIDER (1886) wurde darauf hingewiesen, daß bei Druck auf den Nerven oder Ischämie motorische und auch sensible Reizerscheinungen auftreten können. Vorher waren schon im Tierversuch Veränderungen der Erregbarkeit und Leitfähigkeit des Nerven durch unphysiologische Zustandsänderungen festgestellt worden (PFLÜGER 1859, ENGELMANN 1870). Bei solchen unphysiologischen Zustandsänderungen infolge chemischer oder physikalischer Einwirkungen, die seit WEDENSKY (1900, 1903) als Parabiose bezeichnet werden, kommt es entweder zu einer Hemmung neuronaler Funktionen oder zur Übererregbarkeit und Spontanentladungen, wie sie experimentell von LORENTE DE NÒ („exalted state" — „rhythmic state") und KLENSCH erzeugt und von KUGELBERG beim Menschen nachgewiesen wurden. Solche subtilen Untersuchungen der den motorischen Reizerscheinungen entsprechenden motorischen Spontanentladungen gelangen jedoch erst mit Hilfe der Elektromyographie.

Die Elektromyographie (EMG) ermöglicht, die den motorischen Reizerscheinungen entsprechende elektrische Spontanaktivität der Muskel- und Nervenfasern zu registrieren, auch wenn klinisch keine oder noch keine motorischen Reizerscheinungen nachweisbar sind. Daher gewinnt die Elektromyographie als klinische Untersuchungsmethode zur Früh- und Differentialdiagnose neurologischer Erkrankungen zunehmende Bedeutung. Als Forschungsmethode zur Ableitung und Untersuchung der Muskelaktionspotentiale unter verschiedenen Bedingungen ist sie schon länger bekannt.

Die erste Ableitung und Registrierung von Aktionspotentialen gelang bereits DUBOIS-REYMOND im Jahre 1851. Über elektromyographisch registrierte Spontanaktivität denervierter Muskelfasern hat PROEBSTER (1928) als erster berichtet. Er beobachtete bei intramuskulärer Ableitung mit chlorierten Silbernadeln in schlaff-paretischen Muskeln nach Poliomyelitis kleinste negative „Ruheschwankungen". Die von PROEBSTER angewandte Ableitung und Registrierung sowie die dargestellten Kurven erlauben allerdings keine sichere Aussage darüber, ob es sich bei der von ihm beobachteten Spontanaktivität um die später als Fibrillationspotentiale bezeichnete Potentialform gehandelt hat.

Eine quantitative und qualitative Auswertung der Muskelaktionspotentiale wurde erst mit Hilfe der von ADRIAN u. BRONK im Jahre 1929 eingeführten koaxialen Hohlnadelelektrode sowie verbesserter Verstärker- und Registriergeräte möglich.

HOFFMANN u. SOMMER (1938) haben schließlich alle wesentlichen elektrophysiologischen Erscheinungen bei Muskeldegeneration nachgewiesen. Sie fanden am quergestreiften degenerierenden Muskel spontane Fibrillationen von 10—15 μV Spannung, die durch Veränderungen des Blutcalciumspiegels beeinflußbar waren. HOFFMANN beschrieb bereits das sogenannte „Einstichphänomen" (später in der anglo-amerikanischen Literatur als „insertion-activity" bezeichnet) und erklärte es durch das Auftreten eines „Reizstoffes" verursacht, wahrscheinlich des Acetylcholins. DENNY-BROWN u. PENNYBACKER (1938) haben dann in einer eingehenden Untersuchung Fibrillationspotentiale und Fasciculationspotentiale auf die abnorme Irritabilität einzelner Muskelfasern, die Fasciculationspotentiale auf irritative Störungen der Vorderhornzellen oder ihres Axons und damit ganzer motorischer Einheiten zurückgeführt. An den von DENNY-BROWN u. PENNYBACKER experimentell gewonnenen Befunden und ihrer Deutung hat sich auch in der Folgezeit nichts Grundsätzliches geändert.

Bei Ruheableitung im entspannten gesunden Muskel lassen sich normalerweise keine Aktionspotentiale nachweisen (BUCHTHAL u. a.). Bei der von GÖPFERT gefundenen „Restaktivität" des ruhenden Muskels handelt es sich nach seinen eigenen Ausführungen und vorgelegten Ableitungskurven um Aktionspotentiale, die Ausdruck einer reflektorischen Muskelspannung sind. Dies gilt auch für die registrierten Potentialmuster bei Schmerz- und Temperaturreizen (GÖPFERT) und bei psychischen Einwirkungen und emotionalen Belastungen (v. EIFF). Nur bei Denervierung und unphysiologischer Zustandsänderung der Muskulatur kommt es zu Spontanaktivität, also Spontanentladungen von Aktionspotentialen bestimmter Form, vorwiegend den *Fibrillations-* und *Fasciculationspotentialen,* die den klinisch nachweisbaren motorischen Reizerscheinungen entsprechen.

Darüber hinaus wurden noch weitere Formen pathologischer Aktivität, vor allem die *monophasischen positiven Denervierungspotentiale* nachgewiesen, über deren Ursprungsort und Ursache jedoch keine einheitliche Meinung herrscht.

Ganz allgemein ist Spontanaktivität der Ausdruck eines Labilwerdens der Muskelfasermembran bzw. der motorischen Endplatte. Der gesunde Muskel besitzt ein hohes und stabiles Membranpotential. Er ist nur durch einen efferenten Impuls von den motorischen Vorderhornzellen aus über die motorischen Endplatten zu aktivieren, so daß es nur bei unphysiologischen Zustandsänderungen zu Spontanaktivität aus peripherer Ursache kommen kann.

Die *Fibrillationspotentiale* sind vorwiegend biphasische Aktionspotentiale von kurzer Dauer, relativ niedriger Spannung und geringer Frequenz. Nach den im wesentlichen übereinstimmenden Untersuchungsergebnissen aller Untersucher, vor allem nach den Untersuchungen KUFFLERS (1942—1945) und LÜLLMANNS (1960) handelt es sich bei den Fibrillationspotentialen um eine von neuralen Reizen unabhängige Spontanaktivität einzelner Muskelfasern infolge Zustandsänderung dieser Fasern und Labilisation ihrer Membran. Die Ursache der Instabilität ist aber letzthin trotz zahlreicher pharmakologischer Untersuchungen noch nicht bekannt. Nach den vorliegenden Untersuchungen werden die denervierten Muskelfasern und die motorischen Endplatten sensibilisiert gegenüber Acetylcholin in geringer Konzentration, Nicotin und Coffein (KUFFLER) und Kaliumchlorid. Die Endplatte soll nach Denervierung auf Acetylcholin sogar tausendmal reaktionsfähiger werden als die Muskelmembran (NICHOLLS 1956). Chinin und Chinidin können dagegen vorübergehend die Fibrillationen hemmen.

Die *Fasciculationspotentiale* dagegen sind neurogen durch Spontanerregung peripherer motorischer Neurone bedingt. Sie sind vorwiegend Ausdruck pathologischer Spontanaktivität der motorischen Vorderhornzellen und ihrer Axone. Es handelt sich bei den Fasciculationspotentialen um große, polyphasische Entladungen, die asynchron in verschiedenen Bereichen eines Muskels auftreten. Diese Polyphasie ist kennzeichnend für eine Desynchronisation der Entladungen der Muskelfasern einer motorischen Einheit.

Diese inzwischen experimentell und empirisch gesicherten Potentialformen motorischer Spontanaktivität und andere elektrophysiologische Phänomene ermöglichen klinisch die Objektivierung motorischer Reizerscheinungen und durch bestimmte Versuchsanordnung Einblicke in ihre Entstehungsweise.

Aufgabe der vorliegenden Arbeit ist es, mit Hilfe klinischer und elektromyographischer Untersuchungen weitere Hinweise für die physiologischen und pathophysiologischen Bedingungen motorischer Reizerscheinungen und Spontanentladungen zu gewinnen. Es sollte versucht werden, die bereits bekannten, meist tierexperimentell gewonnenen Erkenntnisse über Äußerungsformen und Ursache der differentialdiagnostisch wichtigen motorischen Spontanaktivität beim Menschen zu erweitern. Es wurden daher elektromyographische Untersuchungen an Kranken mit neurologischen Erkrankungen bekannter Ursache und Lokalisation durchgeführt. Zur Erweiterung der dabei gewonnenen Erkenntnisse wurden zusätzliche elektromyographische Ableitungen unter experimentell variierten Bedingungen und Zustandsänderungen der Muskulatur am Menschen ausgeführt.

Methode

Die Untersuchungen erfolgten mit einem Elektromyographen der Firma DISA-Elektronik, Kopenhagen, der die Ableitung und Registrierung der Muskelaktionspotentiale ohne wesentliche Verzerrung gestattet und dessen gutes Auflösungsvermögen eine Beurteilung der Potentiale ermöglicht.

Die mit Elektroden abgeleiteten Aktionspotentiale werden durch einen mehrstufigen Röhrenverstärker verstärkt und auf Kathodenstrahlröhren (Sichtröhren) dargestellt. In dem von uns benutzten Elektromyographen ermöglichen drei unabhängige Elektrodenverstärkerkreise drei verschiedene Ableitungen in einem oder verschiedenen Muskeln. Es kann dabei eine Verstärkung zwischen 3 und 1000 μV/mm gewählt werden.

Die Aktionspotentiale können mit Hilfe eines eingebauten Lautsprechers gleichzeitig akustisch erfaßt werden. Das für bestimmte Potentialformen oder Potentialmuster charakteristische Geräusch erlaubt häufig eine raschere Orientierung als sie optisch mit Hilfe der Sichtröhren möglich ist.

Die Registrierung erfolgt photographisch durch drei weitere Kathodenstrahlröhren (Kameraröhren), die mit den Sichtröhren parallelgeschaltet sind (Abb. 1). Die Registriergeschwindigkeit kann bei fortlaufender

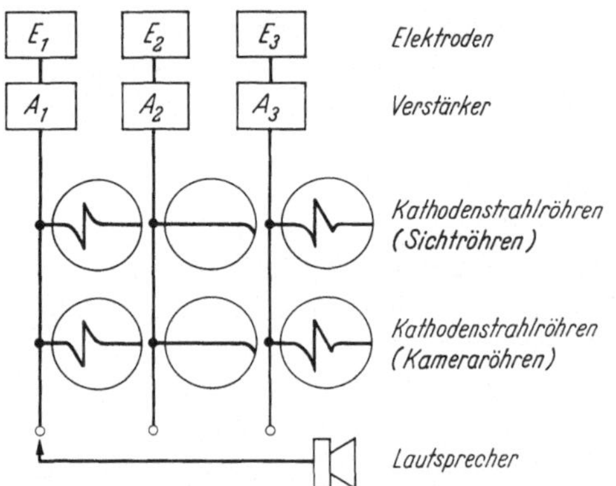

Abb. 1. Ableitungs- und Registrierschema des DISA-Elektromyographen

Registrierung (continuous) zwischen 5 und 20 msec/mm, bei unterbrochener Registrierung (interrupted) im Einzelkipp zwischen 0,25, 0,5, 1 und 2 msec/mm gewählt werden.

Die fortlaufende Registrierung erfolgt zur Bestimmung des Aktionspotentialmusters bei Willkürinnervation, d. h. also des Aktivitätsgrades des Muskels und der Koordination der Aktivität in verschiedenen Muskelgruppen sowie bei Ruheableitung zur Erfassung von Spontanaktivität.

Die unterbrochene Registrierung gestattet durch raschere Registriergeschwindigkeit von 0,25—2 msec/mm und Einzelkipp eine Auflösung und Analyse der Einzelpotentiale nach Dauer, Spannung und Form. Die Potentialanalyse war für unsere Fragestellung besonders wichtig.

Es wurden ausschließlich die für klinische Untersuchungen am besten geeigneten konzentrischen Nadelelektroden benutzt, die in den Muskel eingestochen werden. Die konzentrische Nadelelektrode besteht aus einer Stahlkanüle mit eingebettetem Platindraht, der als differente Elektrode die Spannungsdifferenz gegenüber der Kanüle als indifferenter Elektrode mißt. Der äußere Durchmesser der Kanüle beträgt 0,65 mm, die Ableitungsoberfläche des Platindrahtes nur 0,4 mm² (Abb. 2).

Die Ableitung erfolgt extracellulär von der Muskelfaser. Hierin ist eine gewisse Begrenzung der methodischen Möglichkeiten zu sehen, da die extracelluläre Ableitung Einblicke in feinere Strukturen und Funktionen nicht gestattet. Andererseits handelt es sich um eine in der klinischen Neurologie relativ leicht durchführbare und für die klinische Diagnose ausreichende Untersuchungsmethode. Intracelluläre Ableitungen sind beim Menschen in der klinischen Diagnostik zur Zeit noch nicht möglich.

Das extracellulär abgeleitete Aktionspotential ist entweder das Potential einer Einzelfaser oder meist das Summenpotential von Muskelfasern einer motorischen Einheit. Die motorische Einheit (LIDDEL u. SHERRINGTON 1925) stellt die Funktionseinheit einer motorischen Vorderhornzelle mit ihrem Axon und allen von ihr innervierten Muskelfasern dar. Diese

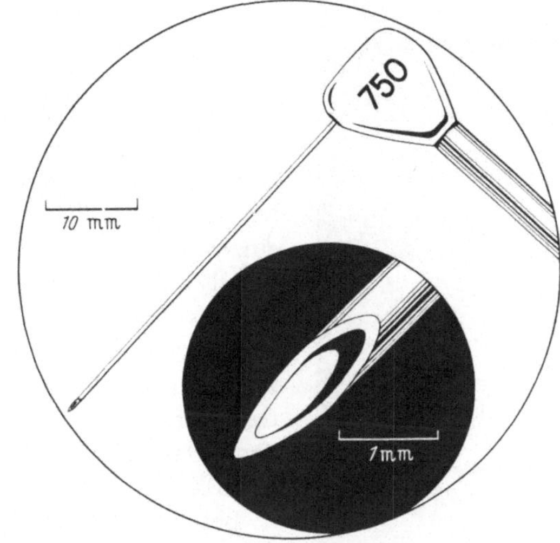

Abb. 2. Konzentrische Nadelelektrode

werden von ihrer Vorderhornzelle infolge der hohen Leitungsgeschwindigkeit in den feinen intramuskulären Verzweigungen des Axons fast simultan innerviert. Als Summenpotential von Muskelfasern einer motorischen Einheit weist das abgeleitete

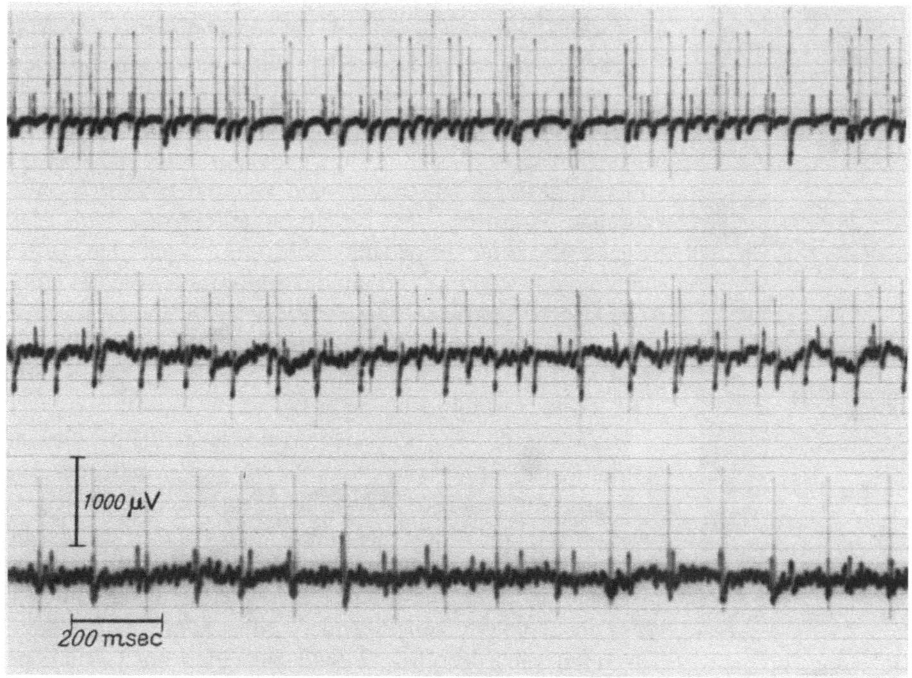

Abb. 3a. Aktionspotentiale einzelner motorischer Einheiten bei geringer Willkürinnervation (fortlaufende Registrierung)

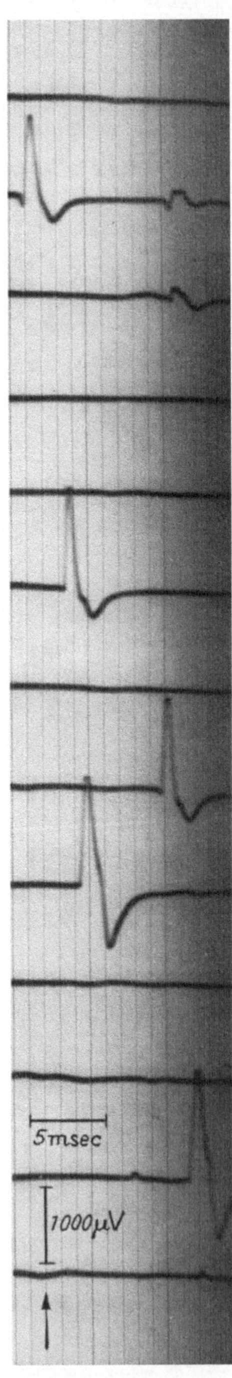

Abb. 3 b. Unterbrochene Registrierung im Einzelkipp zur Potentialanalyse (Ablenkungsrichtung: ↑ negativ)

Aktionspotential größere Dauer und Spannung auf als das Potential der Einzelfasern, das normalerweise nicht isoliert auftritt, unter pathologischen Bedingungen jedoch als Fibrillationspotential abgeleitet werden kann, wie das nachfolgend gezeigt wird.

Während bei Ruheableitung im entspannten, reflektorisch unbeeinflußten, gesunden Muskel sich normalerweise keine Aktionspotentiale ableiten lassen, zeigt das Elektromyogramm bei geringer reflektorischer oder willkürlicher Innervation ein Aktionspotentialmuster einzelner motorischer Einheiten, die als solche noch auszählbar sind und eine Frequenz von 5—10/sec aufweisen (Abb. 3a u. b). Bei zunehmender Muskelinnervation tritt eine zunehmende Anzahl motorischer Einheiten in Aktion, so daß gleichzeitig die Aktionspotentiale verschiedener motorischer Einheiten registriert werden. Das EMG zeigt ein sogenanntes Übergangsmuster (Abb. 4).

Bei maximaler Willkürinnervation schließlich kommt es zur Interferenz der Aktionspotentiale zahlreicher motorischer Einheiten. Das EMG zeigt das Bild eines sogenannten Interferenzmusters (Abb. 5), das charakteristisch ist für den gesunden Muskel bei maximaler Willkürinnervation.

Diese Befunde am regelrecht innervierten Muskel machen deutlich, daß die Stärke einer Muskelkontraktion bestimmt wird und elektromyographisch gekennzeichnet ist durch die Zahl der innervierten motorischen Einheiten und die Frequenz der Entladungen einer motorischen Einheit. Die registrierte Potentialspannung ist dagegen nicht nur von der Stärke der Muskelinnervation, sondern auch vom Abstand der Elektrode von den aktiven Fasern und von anderen technisch-physikalischen Faktoren der Ableitung (Elektrodentyp, Elektrodenschliff und Impedanz) abhängig. Nach den Untersuchungen BUCHTHALS nimmt das Spitzenpotential bei einem Abstand der Elektrode von der Faser von weniger als 1 mm bis auf 10% der maximalen Amplitude ab. BUCHTHAL fand im M. biceps brachii des Menschen eine mittlere Abweichung der gemessenen Amplituden von 60%.

Die Kenntnis des normalen Aktionspotentialmusters ermöglicht also eine Aussage darüber, ob und in welchem Ausmaß eine Minderung der Anzahl motorischer Einheiten infolge eines Denervierungsprozesses vorliegt. Der Ausfall motorischer Einheiten führt bei maximaler Willkürinnervation zu einer Lichtung des Interferenzmusters (Lückenmusters), bis schließlich bei zunehmendem Muskelfaserausfall lediglich noch die Aktionspotentiale einzelner noch erhaltener motorischer Einheiten (Einzeloscillationen) abgeleitet werden können.

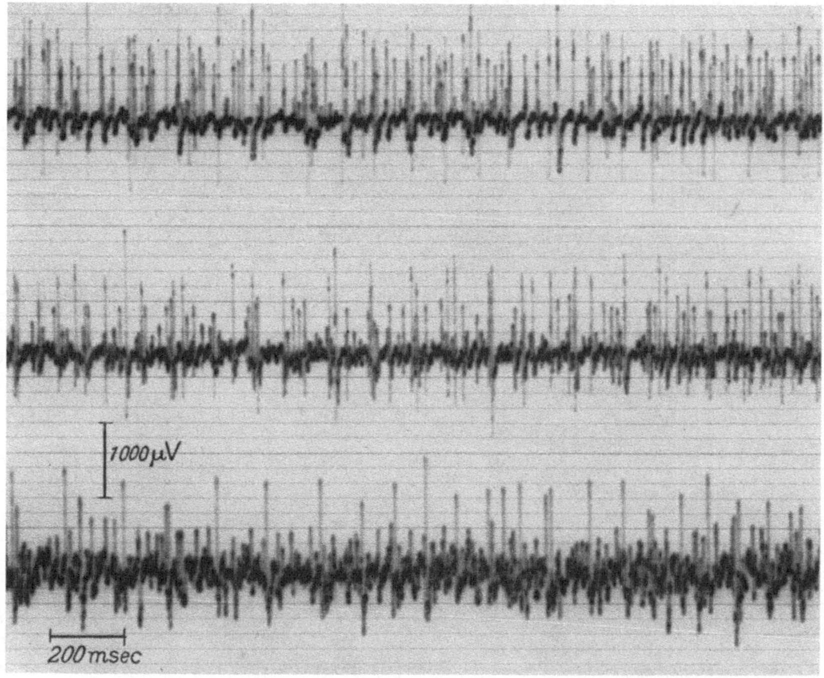

Abb. 4. Aktionspotentialmuster bei mittlerer Willkürinnervation (Übergangsmuster)

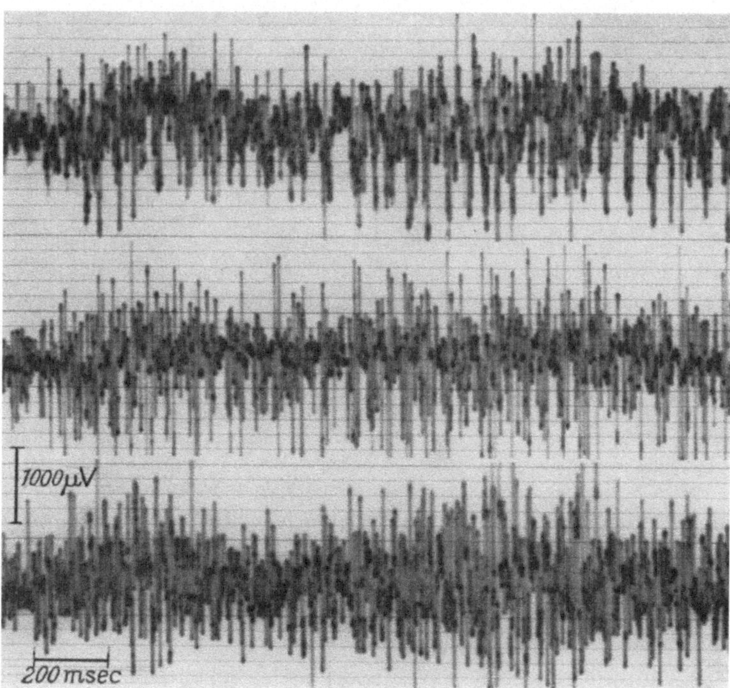

Abb. 5. Aktionspotentialmuster bei maximaler Willkürinnervation (Interferenzmuster)

II. Klinisch-elektromyographische Untersuchungen

Der Auswertung liegen die elektromyographischen Kurven von insgesamt 319 Patienten zugrunde mit peripher- und zentralmotorischen Funktionsstörungen, die — soweit bisher bekannt — pathologische Aktivität erwarten ließen. Bei anderen Krankheitsbildern war das Auftreten pathologischer Aktivität bislang nicht bekannt. Die Diagnose war in jedem Falle durch die klinischen und reizstromdiagnostischen Befunde und den Krankheitsverlauf gesichert.

Die Tabelle 1 zeigt die Aufteilung der einzelnen Untersuchungsgruppen:

Tabelle 1

Diagnose	Männlich	Weiblich	Insgesamt
Amyotrophe Lateralsklerose	39	7	46
Spinale progressive Muskelatrophie	7	2	9
Neurale Muskelatrophie	4	1	5
Syringomyelie	15	9	24
Ischias-Syndrom	16	9	25
Radikuläre Reizerscheinungen	37	14	51
Carpaltunnel-Syndrom	—	4	4
Neuritis, Radikulitis	27	11	38
Periphere Nervenverletzungen	38	10	48
Chronische Schmerzzustände (Phantom-, Stumpfschmerz, Narbenhyperpathie)	42	7	94
Periphere arterielle Durchblutungsstörungen	15	5	20
	240	79	319

1. Amyotrophe Lateralsklerose

Alle 46 Patienten wiesen in mehr oder minder starker Ausprägung die charakteristischen Symptome der amyotrophen Lateralsklerose auf: Infolge Degeneration des peripher-motorischen Neurons lagen peripher-motorische Funktionsstörungen mit schlaffer Parese und Muskelatrophien, infolge Degeneration der zentralen motorischen Bahnen zentralmotorische Funktionsstörungen mit spastischer Parese vor. Das für die amyotrophe Lateralsklerose kennzeichnende und schon vorzeitig und vor den Atrophien in Erscheinung tretende Muskelfasciculieren wurde von allen Patienten angegeben und konnte auch beobachtet werden

Es besteht immer noch die Ansicht, daß der bevorzugte Ursprungsort des Fasciculierens die motorischen Vorderhornzellen selbst sind und das Fasciculieren Ausdruck einer pathologischen Spontanerregung der Vorderhornzellen ist.

Demgegenüber wurde von RUSSEL, ODEM u. McEACHERN, DE JONG u. SIMONS sowie FORSTER u. ALPERS der Nachweis erbracht, daß nach Blockade peripherer Nerven und nach Spinalanaesthesie (FORSTER u. ALPERS 1944) das Fasciculieren nicht aufhört.

FORSTER, BORKOWSKI u. ALPERS (1946) haben schließlich bei je einem Patienten mit fortgeschrittener amyotropher Lateralsklerose den N.axillaris und beide Nn.femorales durchschnitten. Auch dann hielt das Fasciculieren noch bis zu 3 Tagen an, um schließlich bis zum 7. Tag ganz abzuklingen. Nach Sistieren des Fasciculierens konnten elektromyographisch allerdings vermehrt Fibrillationspotentiale abgeleitet werden.

Diese Untersuchungen sprechen für Spontanerregungen im Bereich der Nervenendstrecke. GRUND hatte bereits 1938 beobachtet, daß bei einer amyotrophen Lateralsklerose das Fasciculieren auch während einer Lumbalanaesthesie nicht aufhörte. Er nahm daher als Ursprungsort der Reizentstehung die motorischen Endplatten und als Ursache vorwiegend vegetative Faktoren an, ohne hierfür eine befriedigende Erklärung geben zu können.

In unserer Untersuchungsgruppe zeigte das EMG bei allen 46 Patienten bei Ruheableitung pathologische Aktivität in Form von Fibrillations- und Fasciculationspotentialen, wie sie seit den Untersuchungen von Denny-Brown u. Pennybacker (1938) bekannt sind.

Es traten die charakteristischen biphasischen Fibrillationspotentiale von kurzer Dauer, relativ niedriger Spannung und geringer Frequenz auf. Die mittlere Dauer lag bei unserer Untersuchungsgruppe bei 0,5—3 msec, die mittlere Spannung zwischen 20—200 μV und die Frequenz bei 2—10/sec (Abb. 6a u. b).

Demgegenüber waren die Fasciculationspotentiale in charakteristischer Weise gekennzeichnet durch große polyphasische Entladungen, die asynchron in verschiedenen Bereichen eines Muskels auftraten (Abb. 7a u. b). Die mittlere Dauer der Fasciculationspotentiale in unserer Untersuchungsgruppe wies mit 4—20 msec, die

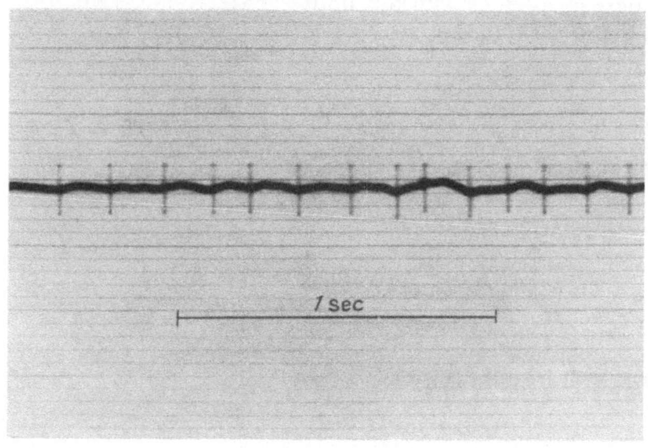
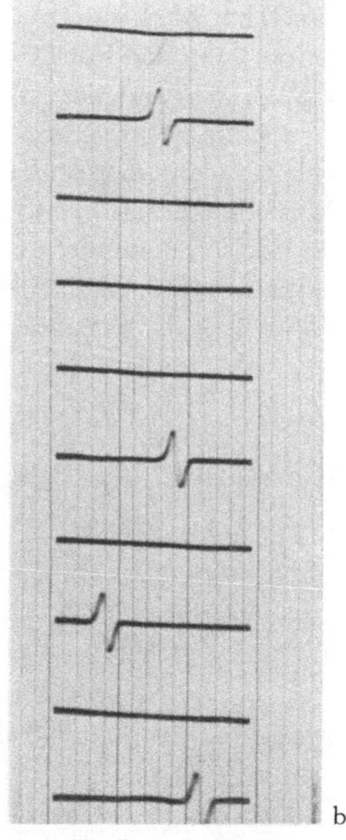

a

b

Abb. 6a u. b. a Fibrillationspotentiale bei fortlaufender Registrierung (10 μV/mm). b Fibrillationspotentiale bei unterbrochener Registrierung im Einzelkipp (1 msec/mm)

Spannung mit 200—1800μV erhebliche Abweichungen auf. Diese Abweichungen und die Werte entsprechen jedoch denjenigen anderer Untersucher (Richardson).

Diese beiden Formen pathologischer Aktivität traten bei allen Ableitungen meist gleichzeitig auf (Abb. 8). Die Fasciculationspotentiale waren in allen Extremitätenmuskeln und der Muskulatur des Rumpfes (besonders M. pectoralis) diffus verteilt und asynchron abzuleiten. Sie ließen sich auch bei den Patienten nachweisen, bei denen noch keine oder nur gering ausgeprägte Atrophien bestanden.

Zu Fibrillationspotentialen kam es vorwiegend in den distalen Extremitätenmuskeln der Hand und des Fußes; in diesen und auch anderen Muskelgruppen nur, sofern bereits Atrophien vorlagen.

Bei den fortgeschrittenen Fällen konnten Fibrillationspotentiale regelmäßig in den kleinen Handmuskeln und in der Fußmuskulatur abgeleitet werden. Eine statistisch signifikante Häufung in dem einen oder anderen Muskel ließ sich nicht nachweisen. Fibrillationspotentiale traten allerdings um so gehäufter in einem Muskel auf, je fortgeschrittener die Muskeldenervation in den sichtbaren Atrophien zum Ausdruck kam. Dies ließ sich gut an dem meist zuerst und am ausgeprägtesten atrophierenden M. adductor pollicis verfolgen:

Bei fünf Patienten in einem sehr fortgeschrittenen Erkrankungsstadium konnten in der so gut wie völlig atrophierten Daumenballenmuskulatur, die auch auf direkten elektrischen Reiz nicht mehr reagierte, keine Fibrillationspotentiale registriert werden. In noch weniger atrophierten Muskelgruppen traten dagegen noch Fibrillations- und auch Fasciculationspotentiale auf.

Diese bei der amyotrophen Lateralsklerose gewonnenen Befunde und die bereits bekannten Untersuchungen an denervierten Muskeln (SOLANDT u. MAGLADERY, FORSTER, BORKOWSKI u. ALPERS) lassen eine gewisse Relation zwischen Fibrillations- und Fasciculationspotentialen bei Muskeldenervation erkennen:

Fasciculationspotentiale können schon sehr frühzeitig abgeleitet werden, zum Teil bevor klinisch Anzeichen einer Muskeldenervation nachweisbar sind und noch lange Zeit im klinisch noch nicht voll denervierten Muskel. Sie treten asynchron in verschiedenen Bereichen eines Muskels und diffus über die gesamte Muskulatur verteilt auf.

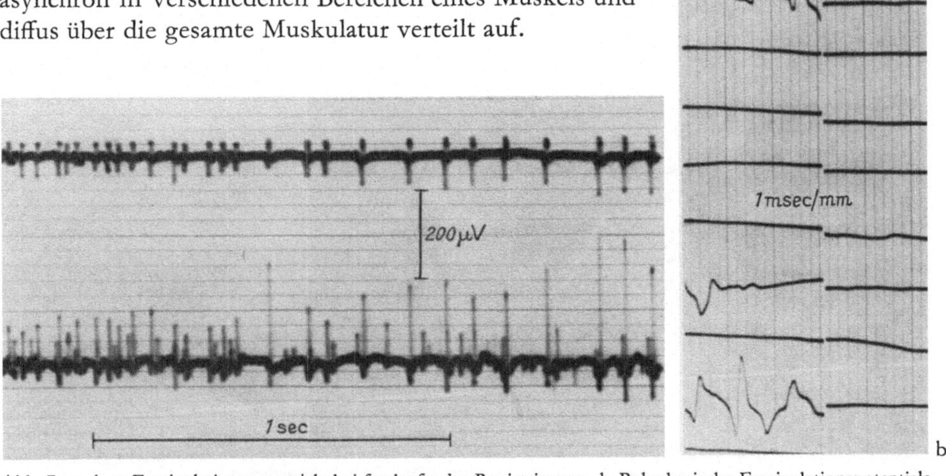

Abb. 7a u. b. a Fasciculationspotentiale bei fortlaufender Registrierung. b Polyphasische Fasciculationspotentiale bei unterbrochener Registrierung (10 µV/mm)

Fibrillationspotentiale treten dagegen zunächst in den schon denervierten distalen Extremitätenmuskeln auf und nehmen an Häufigkeit entsprechend der fortschreitenden Muskeldenervierung zu bis die Muskelatrophie ein größeres Ausmaß überschritten hat und reizstromdiagnostisch keine Fasern des denervierten Muskels mehr auf direkten elektrischen Reiz reagieren.

Diese Beobachtungen und Feststellungen sprechen dafür, daß *die Fasciculationspotentiale Ausdruck einer vorübergehenden Phase der Übererregbarkeit des peripheren Nerven sind, die Fibrillationspotentiale dagegen Ausdruck des eigentlichen Denervierungsprozesses.*

Weitere Einblicke in die pathologische Aktivität vermittelt die elektromyographische Untersuchung der für die zentralmotorischen Störungen bei der amyotrophen Lateralsklerose kennzeichnenden elektrophysiologischen Phänomene.

Als Ausdruck der bei der Spastik gestörten reziproken Innervation traten bei den 46 untersuchten Patienten im EMG schon bei geringer Willkürinnervation oder nur passiven Bewegungen zum Teil simultan in Agonisten und Antagonisten hochfrequente Impulsserien und länger anhaltende Nachentladungen (sogenannter Überdauerungseffekt) auf (Abb. 9).

Die bei zentralmotorischen Störungen auftretenden Impulsserien sind als fortgesetzte Entladungen motorischer Vorderhornzellen bei an sich unterschwelligen Impulsen anzusehen. Die motorischen Vorderhornzellen stehen als Ausgangsort des peripheren motorischen Neurons, der „letzten gemeinsamen Endstrekke", ständig unter der Einwirkung hemmender und bahnender zentraler und peripherer Impulse. Unter physiologischen Bedingungen besteht zwischen beiden ein Gleichgewicht, das zum Beispiel durch eine rasche Dehnung der Muskelspindeln oder Reizung anderer Receptoren (Labyrinth) gestört wird und zu einer verstärkten Entladung führen kann.

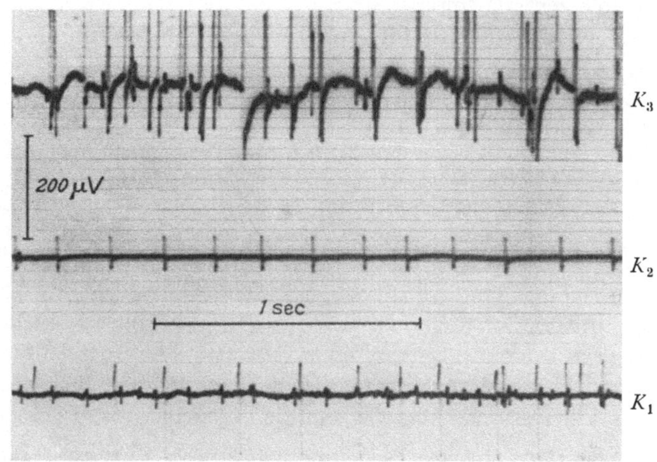

Abb. 8. Ruheableitung aus dem M. tibialis anterior (Fasciculations- und Fibrillationspotentiale — K_1), M. gastrocnemius (Fibrillationspotentiale — K_2), M. quadriceps femoris (Fasciculationspotentiale — K_3), bei amyotropher Lateralsklerose

Unter pathologischen Bedingungen sind die fortgesetzten Entladungen der Vorderhornzellen durch eine Steigerung des Gammatonus bedingt. Die Abhängigkeit der Spastik vom Erregungsmodus des sogenannten Gamma-Systems ist durch die Untersuchungen von LEKSELL, GRANIT, SCHALTENBRAND, HUFSCHMIDT u. ASSAI sowie BRUNE u. SCHENK nachgewiesen worden.

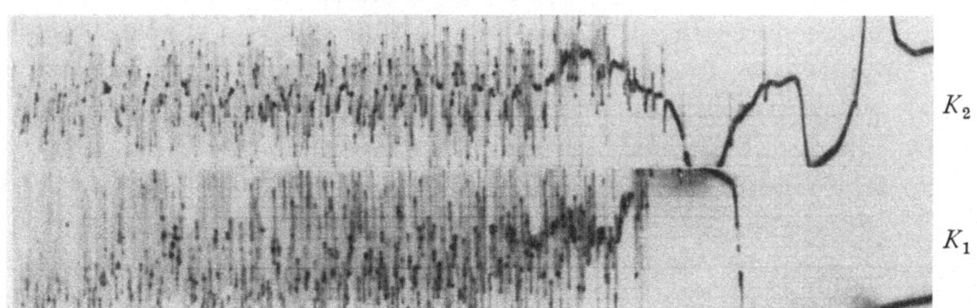

Abb. 9. Gestörte reziproke Innervation. Simultanes Interferenzmuster in den Mm. biceps brachii (K_1) und triceps brachii (K_2) bei nur geringer Beugeinnervation. Verlängerte Nachentladung (20 msec/mm; 10 μV/mm)

Die Gamma-Motoneurone führen bei selektiver Aktivierung zu einer Kontraktion der intrafusalen (Weißmannschen) Muskelfasern, dadurch zur Erregung der sensiblen Endigungen der Muskelspindeln und zu einer Bahnung der Alpha-Motoneurone mit reflektorischer Kontraktion der zugehörigen motorischen Einheiten. Die Steigerung des Gammatonus bewirkt schließlich die nachgewiesenen fortgesetzten Entladungen der Vorderhornzellen. In diesen Reflexablauf können Zwischenneurone hemmend und bahnend eingreifen. Aus dieser Tatsache ergab sich die Frage, ob die Entladungen der Vorderhornzellen pharmakologisch unterdrückt oder gedämpft werden können durch Medikamente, die auf die Zwischenneurone wirken oder in diesen Reflexablauf eingreifen. Gleichfalls wäre eine Wirkung auf die Fasciculationspotentiale zu erwarten, wenn diese Ausdruck einer Spontanerregung der Vorderhornzellen durch zentrale Impulse sind.

Wir haben daher folgende Versuche durchgeführt:

Bei drei Patienten mit spastischer Paraparese beider Beine und deutlich sichtbarem Muskelfasciculieren wurde in den Mm.quadriceps femoris, tibialis anterior und gastrocnemius beidseits abgeleitet. Es ergaben sich die charakteristischen Befunde, wie wir sie bei allen Patienten mit amyotropher Lateralsklerose festgestellt haben: Bei Ruheableitung pathologische Spontanaktivität in Form von Fibrillationspotentiale und Fasciculationspotentialen; bei leichter Willkürinnervation und passiven Bewegungen gleichzeitig in Agonisten und Antagonisten einschießende hochfrequente Impulsserien mit anhaltenden Nachentladungen. Es wurden dann 50 mg Promazin i.v. langsam injiziert. Klinisch kam es zu einer von den Patienten subjektiv erlebten und auch objektiv nachweisbaren Minderung der spastischen Tonuserhöhung und Lockerung der Muskulatur.

Im EMG ließen sich auch nach Berührungsreiz keine Impulsserien mehr nachweisen oder nur in geringem Ausmaß. Der sogenannte Überdauerungseffekt war deutlich verkürzt. Unverändert dagegen blieben auch nach Injektion des Promazins die Fibrillationspotentiale und die Fasciculationspotentiale[1].

Bei einem weiteren Patienten mit spastischer Paraparese beider Beine wurde durch Herabsetzung der Raumtemperatur von 22°C bis auf 14°C eine äußerlich sichtbare und elektromyographisch objektivierbare Zunahme des Fasciculierens an Intensität und Dauer deutlich.

Das Zunehmen von Muskelfasciculieren nach Abkühlung ist an sich eine bekannte klinische Beobachtung. Es ist zum Teil als Ausdruck eines besonderen Thermoregulierungsprozesses anzusehen (ZOTTERMANN 1939; HENSEL 1952, 1953; GÖPFERT u. v. EIFF 1953).

Auch bei diesem Patienten wurden 50 mg Promazin i.v. injiziert. Nach der Injektion blieben die Fibrillationspotentiale unverändert, die Fasciculationspotentiale nahmen dagegen deutlich an Zahl und Ausprägung ab[2].

Die dargestellten Versuche zeigen, daß die pathologischen Entladungen zum Teil zumindest durch zentrale Impulse verursacht sind und diese gedämpft werden können. Bei dem injizierten Promazin handelt es sich um ein Phenothiazinderivat, von denen nach pharmako-physiologischen Untersuchungen bekannt ist, daß sie die spinale Motorik durch Wirkung auf die supraspinale Kontrolle des Gammamotoneurons im tektoreticulären System beeinflussen (HENATSCH u. INGWAR). Auf die motorischen Vorderhornzellen einwirkende Impulse werden also durch das Phenothiazinderivat gehemmt, so daß elektromyographisch keine Spontanentladungen mehr nachweisbar sind. Die in unseren Versuchen ungeachtet der Phenothiazinwirkung nach wie vor ableitbaren Fibrillations- und Fasciculationspotentiale müssen also ihren Ursprung im Bereich des peripheren Neurons haben. Ob dies die motorische Vorderhornzelle selbst oder die Nervenendstrecke ist, läßt sich auf Grund dieses Versuches nicht entscheiden.

Das durch Abkühlung gesteigerte Fasciculieren läßt sich dadurch erklären, daß das sehr starke Fasciculieren auch einen sensiblen Reiz auf die Thermoreceptoren

---

[1] Die elektromyographisch objektivierbare Wirkung des Promazins auf die spastisch gesteigerte Motorik konnten wir durch weitere Untersuchungen bei spastischen Paraparesen der Beine infolge traumatischer Rückenmarksschädigung, spinaler Tumoren und multipler Sklerose bestätigen.

[2] Weitere Versuche dieser Art konnten aus ärztlichen Gründen bei den schwerkranken Patienten nicht durchgeführt werden.

und die Muskelspindeln ausübt, nun über den Reflexbogen zusätzlich Impulse auf die Vorderhornzellen einwirken und so die Spontanentladungen weiter vermehren. Diese über den Reflexbogen und die Zwischenneurone auf die Vorderhornzellen einwirkenden Impulse wurden im vorliegenden Versuch pharmakologisch durch Phenothiazine gehemmt. Es ist also zu vermuten, daß pathologische Spontanaktivität und motorische Reizerscheinungen nicht nur ein spontanes Geschehen im Bereich des peripheren Neurons darstellen, sondern noch zentrale und reflektorische Faktoren mitwirken, wie auch weitere Untersuchungen deutlich machen.

2. Spinale progressive Muskelatrophie und neurale Muskelatrophie

Zwischen den Befunden bei spinaler und neuraler Muskelatrophie ergab die elektromyographische Untersuchung keine wesentlichen Unterschiede. Bei Ruheableitung traten sowohl bei der spinalen als auch bei der neuralen Muskelatrophie

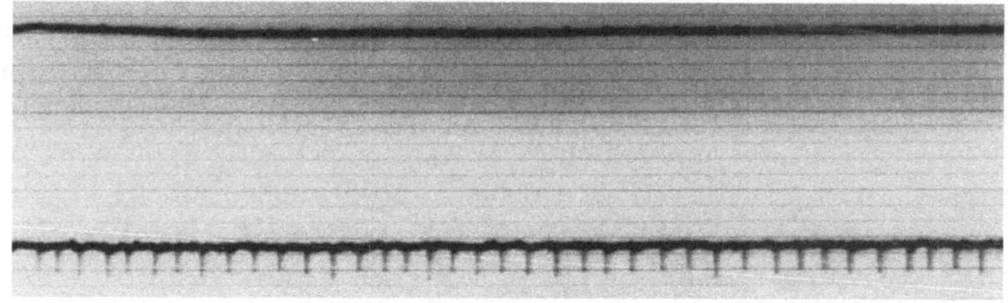

Abb. 10a. Monophasische Denervierungspotentiale. Ruheableitung, fortlaufende Registrierung (20 msec/mm; 30 μV/mm)

gehäuft Fibrillations- und Fasciculationspotentiale auf. Zumindest ließen sich statistisch signifikante Unterschiede nicht nachweisen.

Da es sich bei der spinalen Muskelatrophie um einen degenerativen Vorderhornprozeß, bei der neuralen Muskelatrophie um einen primär degenerativen Prozeß im Bereich der distalen Nervenendstrecke handelt, zeigt das Auftreten von Fasciculationspotentialen bei der neuralen Muskelatrophie wiederum, daß diese Form pathologischer Spontanaktivität nicht nur ihren Ausgang von den Vorderhornzellen selbst nehmen kann.

Die bei beiden Krankheitsbildern feststellbaren Fibrillationspotentiale sind Ausdruck des myogenen Denervierungsprozesses. Dieser ist darüber hinaus gekennzeichnet durch die allerdings vorwiegend bei der neuralen Muskelatrophie anzutreffenden sogenannten *positiven Denervierungspotentiale*. Bei diesen erstmals von Jasper u. Ballem (1949) beschriebenen positiven steilen Wellen handelt es sich um positive monophasische Entladungen von 3—6 msec Dauer und allenfalls 5—100 μV Spannung (Abb. 10a u. b).

Diese positiven Denervierungspotentiale traten bei der neuralen Muskelatrophie und vereinzelt bei der spinalen Muskelatrophie fast ausnahmslos in schon längere Zeit denervierten Muskeln auf. Die Ursache dieser positiven Potentiale ist noch unklar.

Von Jasper u. Ballem wurden sie als „contraction potentials", von Landau (1951) als „monopolare Ableitung von einem inaktiven Focus" angesehen. Buchthal nimmt an, daß sie an den Grenzflächen zugrunde gegangener Muskelfasern entstehen.

Die Ableitung bei Willkürinnervation zeigte bei allen untersuchten Patienten mit spinaler und neuraler Muskelatrophie entsprechend dem Ausmaß der Muskelatrophie und dem dieser zugrundeliegenden Ausfall motorischer Einheiten ein gelichtetes Interferenzmuster (Lückenmuster) oder lediglich noch Einzeloscillationen als Ausdruck nur noch einzelner erhaltener motorischer Einheiten. Diese Befunde sind allerdings nicht krankheitsspezifisch und nur kennzeichnend für den Ausfall motorischer Einheiten. Sie sind bei jeder Muskeldenervation, selbst bei vorübergehender Muskeldeefferentierung nachweisbar, wie weitere Untersuchungen zeigen werden.

Mit der Ursache und dem Entstehungsort pathologischer Spontanaktivität steht das Phänomen der *Synchronisation* von Impulsen und Aktionspotentialen in Zusammenhang. Normalerweise treten die Aktionspotentiale verschiedener motorischer Einheiten eines Muskels asynchron auf. Dagegen zeigen die noch erhaltenen motorischen Einheiten bei einem denervierenden Vorderhornprozeß eine Tendenz zu Synchronisation, d. h. es lassen sich an räumlich getrennten Ableitungspunkten eines Muskels gleichzeitig synchrone Aktionspotentiale einzelner motorischer Einheiten nachweisen. Nach Buchthal u. Madsen wird eine solche Synchronisation bei pathologischen Vorderhornprozessen in 80 % der Fälle, bei Muskeldenervation infolge einer Schädigung des Axons im distalen Verlauf dagegen weniger häufig (20 %) beobachtet. Synchronisation mehrerer motorischer Einheiten konnten wir bei nur drei Patienten mit spinaler Muskelatrophie nachweisen, in keinem Falle bei neuraler Muskelatrophie. Allerdings gewinnt dieses Phänomen Bedeutung in unseren späteren Versuchen der experimentell erzeugten Ischämie. Hierbei lag mit Sicherheit keine Schädigung der Vorderhornzellen vor, gleichwohl fand sich eine Tendenz zur Synchronisation.

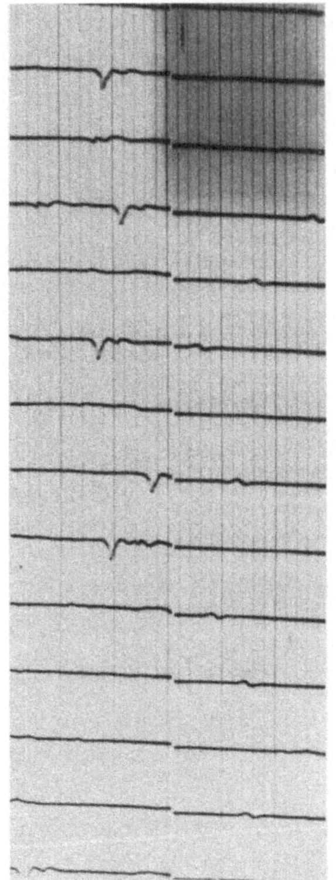

Abb. 10b. Ableitung im Einzelkipp (2 msec/mm; 30 μV/mm)

Die Abb. 11 zeigt das EMG mit Synchronisation bei zwei jeweils 25 mm voneinander entfernten Ableitungspunkten im M. adductor pollicis bei einem an spinaler Muskelatrophie Erkrankten. Ähnliche synchrone Entladungen bei leichter Willkürinnervation können bei den elektromyographischen Ableitungen bei experimenteller Ischämie registriert werden. Es bedarf anscheinend lediglich einer unphysiologischen

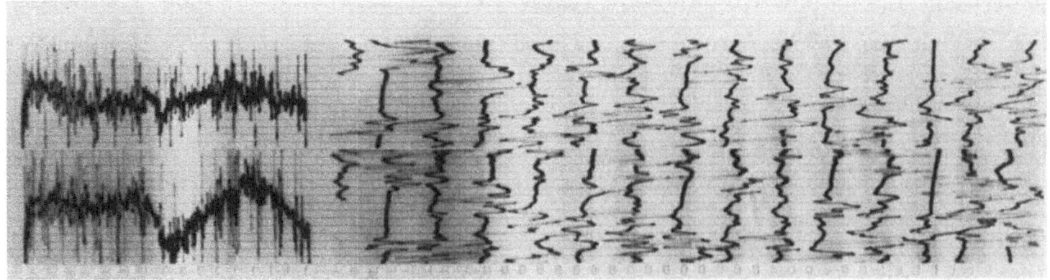

Abb. 11. Synchrone Entladungen im M. adductor pollicis, Elektrodenabstand 25 mm. Fortlaufende Registrierung (20 msec/mm; 10 μV/mm). Einzelkipp (1 msec/mm; 10 μV/mm)

Zustandsänderung des Nerven oder Muskels, um eine Synchronisation experimentell zu erzeugen. Dies konnte MÜLLER (1953) im Tierversuch am Kaltblütermuskel nachweisen. Der Erregungsmodus der synchronen Entladungen ist allerdings noch nicht voll befriedigend geklärt. Andere experimentelle Untersuchungen (ADRIAN; BLAIR u. ERLANGER; KATZ u. SCHMITT; GRANIT, LEKSELL u. SKOEGLUND) machen immerhin wahrscheinlich, daß eine Impulsübertragung von Faser zu Faser (interaction) an einer Verletzungs- oder Kompressionsstelle möglich ist. ESSLEN konnte dies beim Menschen klinisch und elektromyographisch im Falle des Spasmus facialis aufzeigen. Auch bei den von uns experimentell erzeugten unphysiologischen Zustandsänderungen wurden synchrone Entladungen nachgewiesen.

3. Syringomyelie

Weitere elektromyographische Untersuchungen wurden bei insgesamt 24 Patienten mit diagnostisch gesicherter Syringomyelie durchgeführt. Die klinische Symptomatik zeigte bei allen Patienten die kennzeichnenden Muskelatrophien, trophische Störungen, dissoziierten Sensibilitätsstörungen und mehr oder minder ausgeprägte spastische Paresen.

Entsprechend den durch Ausfall der Vorderhörner bedingten Muskelatrophien waren bei Ruheableitung bei allen 24 Patienten vorwiegend Fibrillationspotentiale, weniger häufiger als bei der amyotrophen Lateralsklerose und nur vereinzelt in atrophierenden Muskelgruppen auch Fasciculationspotentiale abzuleiten.

Auffallend häufig wurden positive Denervierungspotentiale, besonders im Bereich trophischer Störungen, registriert. Dies entspricht den vermehrt nachgewiesenen positiven Denervierungspotentialen im Bereich peripherer Durchblutungsstörungen, wie noch dargestellt werden wird.

Das Aktionspotentialmuster bei Willkürinnervation wies in den atrophischen Muskelgruppen infolge des Ausfalles motorischer Einheiten Lückenbildung auf, je nach Ausmaß der Muskeldenervation vom gelichteten Interferenzmuster bis zur Einzeloscillation einzelner noch verbliebener motorischer Einheiten.

Bemerkenswert war aber vor allem, daß bei vier Patienten in spastisch-paretischen Extremitäten die typischen elektrophysiologischen Zeichen zentralmotorischer Störungen mit Entladung spontaner Impulsserien und anhaltender Nachentladungen fehlten oder nur selten auftraten. Eine genaue klinische Nachuntersuchung ergab in diesen Fällen einen eingetretenen Ausfall aller sensiblen Qualitäten. Es bestand in bestimmten Segmenten, vorwiegend auch im Bereich der spastischen Paresen, ein Ausfall der Oberflächensensibilität in allen Qualitäten und der Tiefensensibilität. Bei diesen vier Patienten war auch auf Grund der übrigen klinischen Erscheinungen pathologisch-anatomisch eine sehr ausgedehnte Zerfallshöhle anzunehmen, die sich über die Hinterhörner, Seiten- und Vorderhörner erstreckte.

Es ist daher anzunehmen, daß sensible, von der Körperperipherie ausgehende und auch zentrale Impulse nicht mehr bis an die Vorderhornzellen gelangten, so daß elektromyographisch keine Spontanentladungen nachweisbar waren. Diese klinischen Beispiele mit Ausfall zentraler Schaltbereiche im Rückenmark und die experimentell pharmakologischen Unterbrechungen des Reflexbogens an den Zwischenneuronen, wie wir sie bei der amyotrophen Lateralsklerose durchgeführt haben, weisen bereits auf den engen Funktionszusammenhang zwischen Sensibilität und Motorik, zwischen sensiblen und motorischen Reizerscheinungen hin.

4. Ischiassyndrom und radikuläre Reizerscheinungen

Bei 25 Patienten mit einem Ischiassyndrom und 51 Patienten mit radikulären Reizerscheinungen infolge degenerativer Veränderungen im Bereich der Hals- und Lendenwirbelsäule wurde elektromyographisch pathologische Aktivität in Form von Fibrillations- und Fasciculationspotentialen registriert. Diese traten beim Ischiassyndrom in der von den Nn. tibialis und peronaeus innervierten Muskulatur, bei radikulären Reizerscheinungen in der Muskulatur des entsprechenden Rückenmarksegmentes auf. Außerdem wurde bei maximaler Willkürinnervation eine Lichtung des Interferenzmusters verschiedener Ausprägung festgestellt.

Der elektromyographische Nachweis pathologischer Aktivität in Verbindung mit der Untersuchung des Aktionspotentialmusters bei Wurzelreizerscheinungen ist ein inzwischen bekanntes diagnostisches Kriterium, das zudem eine genaue Höhenlokalisation gestattet (HOEFER 1949; MACK 1951; WOODS, WARD u. SHEA 1951; KUGELBERG 1953; MARGUTH 1954; MARGUTH, ORBACH u. VETTER 1955). Bislang nicht beachtet wurden aber die von uns bei 15 Patienten mit Ischiassyndrom und allen Patienten mit radikulären Reizerscheinungen registrierten spontanen Impulsserien mit einer Frequenz von 120—170/sec. Diese hochfrequenten Impulsserien und die Fasciculationspotentiale zeigten eine bemerkenswerte Abhängigkeit des Auftretens von sensiblen Reizerscheinungen. Gehäuft traten sie im Bereich derjenigen Rückenmarksegmente auf, in deren Hautversorgungsgebiet sensible Mißempfindungen, vor allem Paraesthesien, geklagt wurden. Diese Impulsserien sind nicht zu verwechseln mit dem interferierenden Aktionspotentialmuster bei schmerzbedingter reflektorischer Muskelkonzentration, wie es von JUNG und GÖPFERT beschrieben wurde. Hierbei handelt es sich um ein regelrechtes Innervationsmuster infolge der schmerzbedingten reflektorischen Muskelkontraktion, während die von uns registrierten hochfrequenten Impulsserien unregelmäßige pathologische Spontanentladungen darstellen.

Es ist einerseits eine gegenseitige Abhängigkeit motorischer von sensiblen Reizerscheinungen anzunehmen und zu vermuten, daß die Summation sensibler Reizerscheinungen zu vermehrten Entladungen der Vorderhornzellen führt. Andererseits ist eine erhöhte Erregbarkeit mit Neigung zu Spontanentladungen im Bereich der Nervenwurzeln durch parabiotische Zustandsänderung anzunehmen, wie sie an der Nervenwurzel auch pathologisch-anatomisch oder bioptisch nachweisbar ist. Die druckatrophischen Veränderungen können durchaus pathomechanische Bedeutung im Sinne der Parabiose erlangen. Es ist daher anzunehmen, daß die pathologische Aktivität bei radikulären Reizerscheinungen Folge einer lokalen Druck- und Reizwirkung an der Nervenwurzel und Ausdruck eines direkten peripheren Reizes und einer Aktivierung von Vorderhornentladungen ist. Demgegenüber sind die gleichfalls nachgewiesenen Fibrillationspotentiale als pathologische Aktivität denervierender Muskelfasern zu werten.

5. Carpaltunnelsyndrom

Druckparabiotische Veränderungen im peripheren Verlauf des N. medianus liegen nach den klinischen Symptomen und dem pathologisch-anatomischen Befund auch beim sogenannten Carpaltunnelsyndrom vor.

Wir haben vier Patienten mit einem Carpaltunnelsyndrom untersucht.

Das EMG (Abb. 12) zeigt das Aktionspotentialmuster bei maximaler Willkürinnervation im M. adductor pollicis (K_3), M. abductor pollicis brevis (K_2) und P. flexor pollicis brevis (K_1). In dem vom N. ulnaris innervierten M. adductor pollicis liegt ein normales Interferenzmuster vor, in den vom N. medianus versorgten Mm. abductor und flexor pollicis brevis dagegen ein gelichtetes Interferenzmuster infolge des Ausfalles motorischer Einheiten. Durch weitere Ableitungen in der von den Nn. radialis, ulnaris, medianus und axillaris innervierten Muskulatur des Ober- und Unterarmes, die keine pathologischen Befunde zeigten, konnte die Diagnose eines Carpaltunnelsyndroms gesichert und von einer Wurzelschädigung im Bereich der unteren Halswirbelsäule abgegrenzt werden.

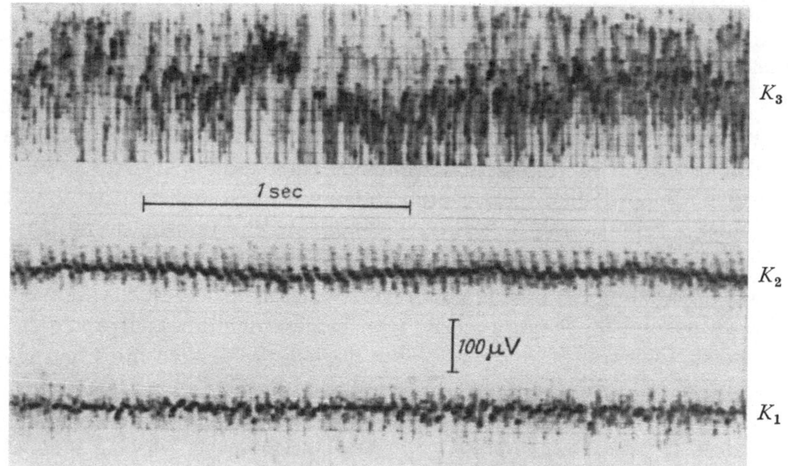

Abb. 12. K_1 und K_2 gelichtetes Interferenzmuster, K_3 regelrechtes Interferenzmuster. Maximale Willkürinnervation in den Mm. flexor pollicis brevis (K_1), abductor pollicis brevis (K_2), adductor pollicis (K_3)

Abb. 13. Rhythmische Impulsserien im M. flexor pollicis brevis bei Carpaltunnelsyndrom (Markierung — Druck auf das Ligamentum carpi transversum) (20 msec/mm; 20 μV/mm)

Distal von der Kompressionsstelle durch das Ligamentum carpi transversum trat in der vom N. medianus versorgten Muskulatur außerdem mannigfache pathologische Spontanaktivität in Erscheinung. Es wurden Fibrillationspotentiale und vor allem Fasciculationspotentiale registriert. Außerdem konnten durch Schlag mit dem Reflexhammer auf das Ligamentum carpi transversum hochfrequente Impulsserien (120—190/sec) mit Tendenz zu Iteration aktiviert werden. Diese Impulsserien waren kombiniert mit hyperpathischen Erscheinungen im Hautversorgungsbereich des N. medianus distal der Reizstelle, aber nicht mit sichtbaren motorischen Reaktionen.

Auch nach Beendigung des Reizes traten noch zwei bis fünf rhythmische Nachentladungen mit abnehmender Entladungsfrequenz auf und schließlich noch vereinzelte Fasciculationspotentiale (Abb. 13). Diese Impulsserien ließen sich außerdem bei Aufforderung zu leichter Willkürinnervation aktivieren und hielten auch nach Beendigung der Innervation noch an. Die Kontrollableitung auf der gesunden Seite ergab eine pathologische Aktivität. Die in gleicher Weise sowohl bei Kompression im Bereich der Nervenwurzeln als auch des peripheren Nerven in Erscheinung tretenden elektrophysiologischen Phänomene veranlaßten zu elektromyographischen Untersuchungen bei entzündlichen Veränderungen im Bereich des peripheren Nerven.

Abb. 13

6. Polyneuritis, Neuritis

Es handelt sich um insgesamt 38 Patienten, bei denen nach Anamnese, klinischen Befunden und Verlauf eine Polyneuritis vorlag.

In 28 Fällen wurde die Diagnose einer serösen Polyneuritis unbekannter Ätiologie gestellt, wenn auch die Erkrankung meist para- oder postinfektiös aufgetreten war. Der Liquor war im akuten Stadium im Sinne eines Guillain-Barré-Syndroms pathologisch verändert. Die klinische Symptomatik wies die charakteristischen sensiblen und motorischen Reizerscheinungen und Ausfälle auf: Bei den vorwiegend chronischen Verlaufsformen, und zwar 5 vasculären Polyneuritiden, 3 Alkoholneuritiden, 2 Polyneuritiden bei Diabetes mellitus bestanden bereits zum Teil sehr ausgeprägte Muskelatrophien und trophische Störungen sowie irreversible schlaffe Paresen.

Das EMG zeigte bei diesen chronischen Verlaufsformen, besonders bei den vasculär bedingten Neuritiden, ausgedehnte Denervierungszeichen in Form der Fibrillationspotentiale und der positiven monophasischen Denervierungspotentiale. Außerdem und besonders bei den akuten Fällen seröser Neuritiden wurden immer wieder einschießende hochfrequente Impulsserien mit einer Tendenz zur Rhythmisierung registriert. Andererseits kam es bei Willkürinnervation als Ausdruck des Ausfalls motorischer Einheiten zu einer Lichtung des Interferenzmusters. Diese Befunde wechselten jedoch in den einzelnen Muskelgruppen und auch bei mehrfachen Ableitungen in den gleichen Muskeln sehr stark. Dies traf besonders bei den noch akuten Fällen mit noch reversibler Schädigung einzelner motorischer Fasergruppen durch Ödemwirkung zu.

Die hochfrequenten Impulsserien ließen sich bei Ruheableitung im entspannten Muskel durch einen leichten Reiz in Gebieten mit starken schmerzhaften sensiblen Mißempfindungen auslösen. So genügte ein leichter Druck auf die Wadenmuskulatur oder ein leichtes Bestreichen der Fußsohle, um Impulsserien mit einer Frequenz der Potentiale von 150—200/sec und Tendenz zu rhythmischer Iteration provozieren. Diese pathologischen Entladungen wurden vorwiegend in dem dem Reiz entsprechenden Nervenversorgungsgebiet, aber auch in höher gelegenen homolateralen Segmenten beobachtet.

Bei Ableitung von spontanen Impulsserien in höher gelegenen homolateralen Segmenten fehlte allerdings die Tendenz zu rhythmischer Iteration; die Entladungsfrequenz war geringer und erreichte lediglich 80—120/sec.

Diese hohen Entladungsfrequenzen im Extremitätenmuskel sind zweifelsfrei unphysiologisch. Ähnlich hohe Frequenzen, die die normale Innervationsrate motorischer Einheiten im Extremitätenmuskel von 10—50/sec deutlich überschreiten, wurden nur im Tierexperiment durch unphysiologische Zustandsänderungen desNerven erreicht (PFLÜGER 1859, ENGELMANN 1870, ADRIAN 1930, SCHRIEVER u. CEBULA 1939). Es muß also gefolgert werden, daß die bei entzündlichen Erkrankungen des peripheren Nerven nachgewiesene pathologische Aktivität die Reizantwort auf unphysiologische Zustandsänderungen des Nerven oder bestimmter Nervenstrecken darstellt. Außerdem ist eine reflektorische Aktivierung von Vorderhornentladungen anzunehmen, die durch eine Summierung pathologisch gesteigerter sensibler Reize und eine Irradiation in den Zwischenneuronen des Rückenmarkes verursacht sind.

Die elektromyographischen Untersuchungen bei *Kompression im Bereich der Nervenwurzeln und der peripheren Nerven* sowie bei entzündlichen Veränderungen im Bereich des peripheren Nerven zeigen somit übereinstimmend das Auftreten pathologischer Aktivität und eine gewisse Abhängigkeit und Beeinflußbarkeit motorischer Reizerscheinungen von sensiblen Reizerscheinungen. Gemeinsam ist diesen drei Schädigungsarten im Verlauf des peripheren Nerven, daß die parabiotische Änderung langsam und stetig, nicht plötzlich eintritt. Wahrscheinlich ist die langsame Entwicklung einer unphysiologischen Zustandsänderung notwendig, um eine gesteigerte Erregbarkeit des Nerven mit pathologischen Entladungen zu erzielen. Nach den experimentellen Untersuchungen WEDENSKYS kommt es nach einer kurzen Erregungsphase zu einer Hemmungsphase mit vollständigem Leitungsblock. Wahrscheinlich steht aber diese Hemmung mit vollständiger Leitungsunterbrechung bei mehr oder minder abrupten Zustandsänderungen im Vordergrund. Diese Auffassung läßt sich mit Hilfe der elektrophysiologischen Phänomene nach *peripherer Nervenschädigung* beweisen. Darüber hinaus sollen die elektromyographischen Befunde bei peripherer Nervenschädigung Hinweise dafür bringen, daß pathologische Aktivität nicht nur durch unphysiologische Zustandsänderungen an Nerven, sondern auch an der Muskulatur bedingt sein können. Gerade bei den chronischen Verlaufsformen der Polyneuritis waren ausgeprägte Muskelatrophien und trophische Störungen vorhanden.

Auf die Bedeutung der gestörten Blutversorgung für den Muskelabbau oder Muskelumbau bei peripheren Nervenverletzungen und beim Sudeck-Syndrom hat HIRSCHMANN (1943, 1948, 1951) auf Grund vergleichender Untersuchungen aufmerksam gemacht. Er konnte in Übereinstimmung mit zahlreichen früheren, jedoch nicht ausgewerteten Beobachtungen (CHARCOT 1886, KEN KURE 1925, 1926, FOERSTER 1929, 1939) nachweisen, daß die Muskelatrophien nicht durch die Unterbrechung der motorischen Nervenleitung verursacht werden, sondern durch die gestörte Durchblutung vom peristatischen Charakter infolge der gleichzeitigen Durchtrennung vasomotorischer Fasern. Die motorischen Reizerscheinungen nach peripheren Nervenverletzungen und bei Schmerzzuständen sind demnach peripher Folge von Durchblutungsstörungen der Muskulatur, zentral Folgen einer spinalen Übererregbarkeit mit Erregbarkeitsänderung motorischer Vorderhornzellen durch ständigen Zufluß pathologischer Reize aus der Peripherie (HIRSCHMANN 1955).

Diese Ansicht ist durch die dargestellten elektromyographischen Untersuchungsbefunde experimentell bereits weitgehend bewiesen. Elektromyographische Untersuchungen bei peripheren Nervenverletzungen und peripheren arteriellen Durchblutungsstörungen gestatten weitere Einblicke in die Entstehungsweise pathologischer Aktivität und vor allem Hinweise zu der naheliegenden Frage, ob für die Fibrillationspotentiale eine Membranlabilisation durch Störung der arteriellen Durchblutung verantwortlich ist.

7. Periphere Nervenverletzungen

Es wurden 48 Patienten mit peripheren Nervenschädigungen untersucht. Im einzelnen lagen folgende Verletzungen vor:

Tabelle 2

Komplette Parese des Plexus brachialis	7		
Komplette Parese des Plexus lumbosacralis	1		
Partielle Parese des Plexus lumbosacralis	1		
Radialisparese	5	4 komplett	1 partiell
Ulnarisparese	9	6 komplett	3 partiell
Medianusparese	1	1 komplett	— partiell
Ischiadicusparese	2	2 komplett	— partiell
Paeroneusparese	6	3 komplett	3 partiell
Tibialisparese	4	3 komplett	1 partiell
Femoralisparese	1	1 komplett	— partiell

Die traumatischen Schädigungen waren vorwiegend durch Knochenfrakturen und Gewebe-durchtrennung bei Berufs- und Verkehrsunfällen verursacht. Bei den Schädigungen des Plexus brachialis mußte nach dem Unfallhergang und dem Verlauf eine heftige Zerrung des Plexus oder Ausriß der Nervenwurzeln aus der Halswirbelsäule angenommen werden. Eine Reinnervation oder Teilwiederherstellung der Funktion erfolgte nicht; auch reizstromdiagnostisch und elektromyo-graphisch zeigten sich bei mehrfachen Kontrolluntersuchungen im Verlaufe von über 2 Jahren keine Hinweise für eine Reinnervation.

Die Nervenläsion lag in allen Fällen mindestens 4 Wochen zurück. Das Zeitintervall zwischen Schädigung und Untersuchung betrug im Durchschnitt 2—18 Monate. Bei zwei kompletten Plexus-paresen und zwei Peronaeusparesen lagen die Verletzungen schon 15—18 Jahre (Kriegsverletzung) zurück. Es war daher nicht möglich, das Zeitintervall zwischen Schädigung und Erstauftreten von pathologischer Aktivität zu bestimmen.

In allen untersuchten Fällen konnten Fibrillationspotentiale registriert werden; bei den schon 15—18 Jahre bestehenden Paresen waren keine Fibrillationspotentiale mehr, sondern lediglich noch vereinzelte positive monophasische Denervierungs-potentiale nachweisbar.

Die Peronaeusparesen waren Folge traumatischer Läsionen im Bereich des Fibulaköpfchens. Es bestanden sensible und motorische Ausfälle im Versorgungsbereich des N. peronaeus communis, während in der vom N. tibialis innervierten Muskulatur weder klinisch noch reizstromdiagnostisch Ausfallserscheinungen nachweisbar waren.

Elektromyographisch wurde aber bei drei Patienten in den vom N. tibialis inner-vierten Mm. triceps surae, flexor digitorum longus und flexor hallucis longus gleich-falls pathologische Aktivität in Form von Fibrillationspotentialen registriert. Diese Befunde waren zunächst nicht zu erklären, da nach dem Schädigungsort und dem neurologischen Untersuchungsbefund eine Läsion des N. tibialis mit Sicherheit aus-zuschließen war. Die genauere Untersuchung zeigte aber, daß es sich bei diesen drei Fällen mit ableitbarer pathologischer Aktivität auch im Versorgungsbereich des nicht geschädigten N. tibialis um nur partielle Paresen des N. peronaeus handelte. Wir haben daher in der Folgezeit auch bei anderen peripheren Nervenschädigungen nicht nur aus der vom geschädigten Nerv, sondern auch aus der von mit Sicherheit nicht ge-schädigten Nerven innervierten Muskulatur abgeleitet. Es liegen die Befunde vor von fünf Radialisparesen und neun Ulnarisparesen. Dabei ergaben sich folgende Befunde:

Bei vier kompletten Radialisparesen und sechs kompletten Ulnarisparesen konnten Fibrillationspotentiale und positive monophasische Denervierungspotentiale nur in der von diesen Nerven versorgten Muskulatur abgeleitet werden. Bei einer partiellen Radialisparese wurden auch in dem vom N. ulnaris versorgten Adductor pollicis und dem vom N. medianus versorgten M. flexor pollicis brevis vereinzelt Fibrillations-potentiale beobachtet. Bei drei partiellen Ulnarisparesen konnten neben den gehäuften Fibrillationspotentialen und positiven Denervierungspotentialen in den vom N. ul-naris versorgten Mm. adductor pollicis, abductor digiti V sowie interossei auch ver-einzelte Fibrillationspotentiale in den vom N. radialis innervierten Mm. extensor digitorum communis und extensor carpi ulnaris abgeleitet werden. Außerdem kam es bei den partiellen Paresen zu gelegentlich einschießenden Impulsserien hoher Frequenz, nicht aber bei kompletter Parese.

Zusammenfassend ergab sich somit die interessante Beobachtung, daß bei kom-pletten Paresen peripherer Nerven Denervierungspotentiale nur in der Muskulatur des lädierten Nerven zu registrieren waren, während bei partiellen Paresen auch in nicht dem lädierten Nerv zugehörigen Versorgungsbereichen Fibrillationspotentiale auftraten (Abb. 14a u. b).

Das Auftreten von Denervierungspotentialen in regelrecht innervierter und klinisch ungestört erscheinender Muskulatur, allerdings in nächster Nachbarschaft von paretischer Muskulatur infolge einer peripheren Nervenverletzung kann nur durch eine unphysiologische Zustandsänderung der Muskulatur selbst erklärt werden. Wie

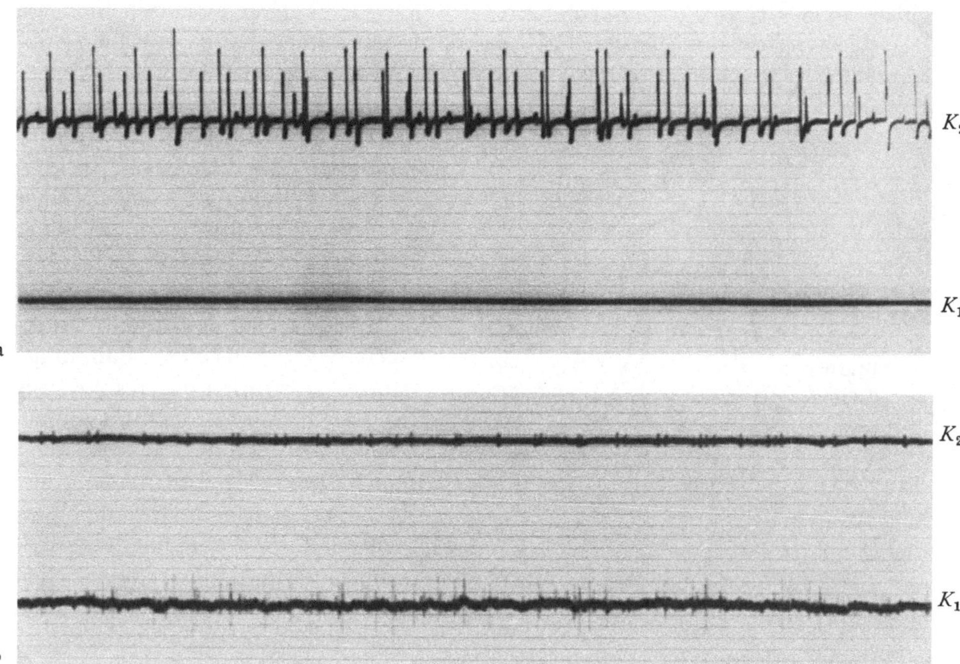

Abb. 14a u. b. a Ruheableitung bei kompletter Peronaeusparese in den Mm. triceps surae (K_1) und tibialis anterior (K_2), Fibrillationspotentiale nur in dem vom N. peronaeus innervierten M. tibialis anterior (20 msec/mm; 10 μV/mm). b Ruheableitung bei partieller Parese des N. peronaeus in den Mm. triceps surae (K_1) und tibialis anterior (K_2). Fibrillationspotentiale in beiden Muskeln (20 msec/mm; 10 μV/mm)

unsere späteren Untersuchungen zeigen, ist diese unphysiologische Zustandsänderung durch periphere arterielle Minderdurchblutung bedingt, die sich ebenfalls in pathologischer Aktivität äußert.

Unter Berücksichtigung dieser Tatsache bestätigen unsere elektromyographischen Untersuchungsbefunde bei peripheren Nervenverletzungen die früheren Beobachtungen HIRSCHMANNs, wonach sich Durchblutungsstörungen bei Totaldurchtrennung eines Nerven nur auf das Versorgungsgebiet des geschädigten Nerven erstrecken, bei partiellen Nervenläsionen dagegen auf die Nachbarbereiche oder die gesamte Extremität übergreifen können.

Diese Ausbreitung kann aber nur reflektorisch über noch erhaltene Faserverbindungen und das Rückenmark erfolgen. Schon CHARCOT hat die Theorie einer „deuteropathischen spinalen Affektion bei Muskelatrophien" in der Nachbarschaft verletzter Gelenke vertreten, die von RAYMOND u. DE ROCHE experimentell gestützt wurde. Bei artefiziell erzeugten Entzündungen paariger Gelenke kam es auf der Seite, auf der der Reflexbogen durch Durchschneidung der hinteren Wurzel unterbrochen war, nicht zu Muskelatrophien. Auf der Seite mit ungestörtem Reflexbogen traten dagegen Muskelatrophien auf. Weitere Beweise für eine reflektorisch über das

Rückenmark laufende Reizwirkung bei peripheren Schädigungen erbrachten BROWN-SEQUARD, FOERSTER und SPERANSKY.

8. Chronische Schmerzzustände im Bereich der Extremitäten

Bei den elektromyographischen Untersuchungen radikulärer Reizerscheinungen, des Ischiassyndroms und peripherer Paresen, die mit schmerzhaften sensiblen Mißempfindungen verbunden waren, hatten wir schon ein Übergreifen pathologischer Spontanaktivität auf andere homolaterale Rückenmarkssegmente beobachtet. Es gelang uns schließlich elektromyographisch der Nachweis pathologischer Aktivität als Ausdruck einer erhöhten Erregbarkeit motorischer Fasersysteme bei *chronischen Schmerzzuständen* (1960).

Elektromyographische Untersuchungen sensibler Funktionsstörungen wurden unseres Wissens bislang nicht durchgeführt, zumal die Objektivierung und Wertung von Empfindungsqualitäten, insbesondere von Schmerzempfindungen bislang weder mit physiologischen noch mit psychologischen Untersuchungsmethoden befriedigend gelungen ist. Die Anwendung einer Methode zur Erfassung motorischer Funktionen erscheint nicht

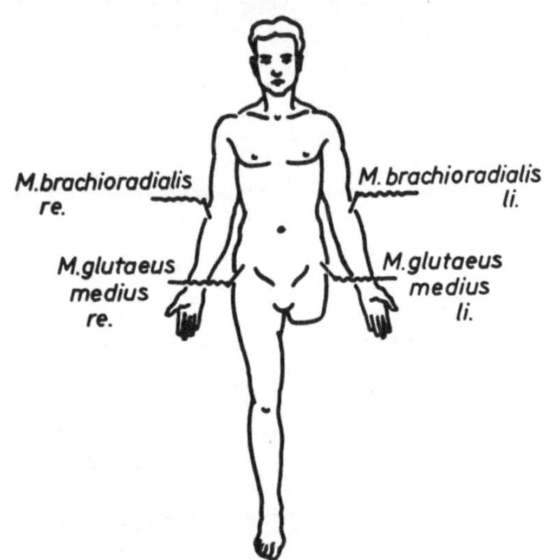

Abb. 15. Stumpf- und Phantomschmerzen nach Oberschenkelamputation links. Ableitungspunkte Patient A. P.

ohne weiteres überzeugend. Beim Schmerz gestatten aber einige Sekundärphänomene eine gewisse Beurteilung von Art und Ausprägung der Schmerzen.

BIRKMAYER (1953) konnte beim Phantomschmerz eine Sympathicusirritation und allgemeine Verschiebung der vegetativen Reaktionslage in sympathicotoner Richtung, SORGO (1951) eine abnorme Erregbarkeit der Seitenhörner der befallenen Segmente nachweisen. Muskelkontraktionen als motorisches Äquivalent im Sinne einer Schutz- und Schonfunktion (SHERRINGTON), zum anderen aber auch motorische Reizerscheinungen wie Crampi und Zuckungen von Muskelfasergruppen sind seit langem bekannt. Im EMG führt die reflektorische Muskelspannung bei Schmerzzuständen zum Auftreten von Muskelaktionspotentialen, die sich nicht von denjenigen unterscheiden, die bei Willkürinnervation auftreten (GÖPPERT, JUNG).

Auf Grund dieser Beobachtungen und unserer eigenen elektromyographischen Befunde über das Auftreten pathologischer Aktivität und ihrer Ausbreitung auf mehrere homolaterale Rückenmarksegmente bei schmerzhaften sensiblen Mißempfindungen führten wir elektromyographische Untersuchungen bei chronischen Schmerzzuständen, und zwar bei Phantomschmerz (15 Patienten), Stumpfschmerz (17 Patienten) und Narbenhyperpathie (17 Patienten) durch. Die Ableitung erfolgte in der dem Schmerzbereich entsprechenden Muskulatur und in der Muskulatur anderer homolateraler und auch kontralateraler Rückenmarksegmente.

Beispielhaft kann das bei dem 52jährigen Patienten A. P. dargestellt werden, der seit einer Granatsplitterverletzung mit hoher Oberschenkelamputation links über anhaltende heftige Stumpf-

und Phantomschmerzen klagte. Die Ableitung erfolgte aus dem Mm. glutaeus medius links und rechts sowie Mm. brachioradialis links und rechts (Abb. 15).

Bei Ruheableitung zeigt das EMG auf der Seite der Schmerzzustände links bei Ruheableitung pathologische Aktivität, die vergleichsweise auf der rechten Seite nicht ableitbar ist. Bei Ableitung im M. glutaeus medius links sowie in den Mm. brachioradialis links und rechts tritt pathologische Aktivität nicht nur im Bereich der betroffenen homolateralen Segmente L4,5 bis S1, sondern auch in den wesentlich höheren, homolateralen Segmenten C5,6 auf, während im M. brachioradialis rechts keine pathologische Aktivität nachweisbar ist (Abb. 16).

Diese aufgezeigten elektromyographischen Phänomene konnten wir auch bei wiederholten Kontrollableitungen und bei allen Patienten mit chronischen Schmerzzuständen im Bereich der Extremitäten nachweisen, solange noch über Schmerzen geklagt wurde. Nachdem die Schmerzzustände durch medikamentöse Behandlung beseitigt waren, trat bei mehreren Kontrollableitungen bei allen Patienten keine pathologische Aktivität mehr auf.

Insgesamt fanden wir bei Phantom-, Stumpfschmerz und Narbenhyperpathie bei Ruheableitung Einzelpotentiale mit teilweiser Potentialvervielfachung bis zur Entladung von

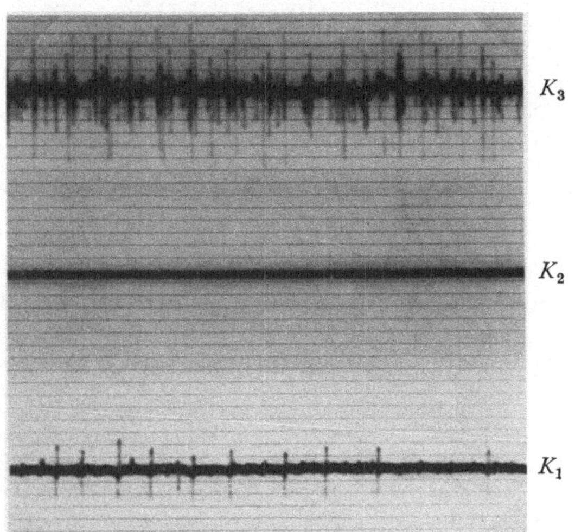

Abb. 16. Ruheableitung bei Patient A. P. im M. brachioradialis links (K_1), M. brachioradialis rechts (K_2) und M. glutaeus medius links (K_3). Pathologische Aktivität auf der homolateralen Seite

Impulsserien hoher Frequenzen (150—300/sec), polyphasische Potentiale in Form von Fasciculations- und biphasische niedrige Potentiale in Form der Fibrillationspotentiale in der Muskulatur der betroffenen homolateralen, höher gelegenen homolateralen und auch vereinzelt kontralateralen Rückenmarksegmente.

Diese Einzelpotentiale und Impulsserien können ihrer Erscheinungsform nach nicht als Ausdruck einer reflektorischen Schmerzschonhaltung mit Muskelverspannung angesehen werden, zumal sie auch in anderen, vom Schmerzort entfernten Muskelgruppen auftreten. Die Impulsserien und Fasciculationspotentiale sind als Ausdruck einer gesteigerten Erregung von Motoneuronen mit erhöhter Entladungsbereitschaft der Vorderhornzellen zu werten. Der ständige periphere Schmerzreiz scheint eine spinale Übererregbarkeit mit abnormen Entladungen in den Zwischenneuronen erzeugen zu können, die wiederum auf die Vorderhörner einwirken. Es liegt offensichtlich eine über das Rückenmark laufende erhöhte Erregbarkeit motorischer Fasersysteme vor, die auch für die bei Nervenläsionen auftretende pathologische Aktivität angenommen werden muß. Dies scheint vor allem dadurch bewiesen, daß bei totaler Nervendurchtrennung außer Fibrillationspotentialen keine pathologische Aktivität nachweisbar war, während bei partieller Nervendurchtrennung pathologische Entladungen in Form von hochfrequenten Impulsserien auftraten.

Schwieriger ist die Erklärung und Wertung der gleichfalls bei Schmerzzuständen auftretenden Fibrillationspotentiale. Sofern sie bei Amputationsstümpfen abgeleitet wurden, ist eine Erklärung durch Muskelfaserveränderungen infolge der primären traumatischen Degeneration am proximalen Nervenstamm (SPIELMEYER) und der bei Dauerunterbrechung des Nerven von seinem Endapparat allmählich eintretenden Atrophie der Axone (LÜTHY) möglich. Hierfür sprechen auch die beim Phantomschmerz in der Muskulatur oberhalb der Verletzungsstelle vereinzelt beobachteten positiven Denervierungspotentiale, die, wie auch die Fibrillationspotentiale, noch bei Schmerzfreiheit nachweisbar waren.

Die Untersuchungen bei peripheren Nervenverletzungen und beim Schmerzzustand zeigten den Unterschied zwischen parabiotisch gestörtem Nerv und Muskel sowie dem plötzlich und vollständig durchtrennten Nerv, der keine Impulse mehr weiterzuleiten imstande ist.

9. Periphere arterielle Durchblutungsstörungen

Elektromyographische Untersuchungen bei arteriellen Durchblutungsstörungen der Gliedmaßen sind bislang nicht durchgeführt worden. Die klinischen Beobachtungen sowie die pathologisch-anatomischen Befunde lassen aber immerhin vermuten, daß bei peripheren arteriellen Durchblutungsstörungen ähnliche elektrophysiologische Phänomene auftreten wie bei partiellen Nervenverletzungen.

Bei akuten und chronischen arteriellen Durchblutungsstörungen der Gliedmaßen werden neurologische Ausfallserscheinungen und Störungen beobachtet. Diese sind nach BODECHTEL bedingt durch die organischen Gefäßveränderungen und die funktionellen Zirkulationsstörungen im Bereich der Vasa nervorum. Bei plötzlicher Verlegung großer arterieller Gefäße durch Embolien treten schwere periphermotorische Funktionsstörungen mit schlaffer Lähmung, Areflexie und Sensibilitätsstörungen auf. Bei Endangitis obliterans kommt es bei länger anhaltenden gehäuften Anfällen zu Störungen und Ausfallserscheinungen der peripheren Nerven mit Reflexverlust und Paraesthesien, vor allem in den Acren und den distalen Extremitätenabschnitten.

Bei Arteriosklerosis obliterans fand LINKE (1961) in 49% der Fälle und bei Endoangiitis obliterans in 56,3% der Fälle periphere Nervenstörungen unterschiedlicher Ausprägung. Diese Störungen nahmen mit fortschreitendem Lebensalter und Krankheitsdauer an Häufigkeit und Intensität zu. Die Reflexstörungen und die von LINKE verhältnismäßig selten objektiv erfaßten Muskelkrämpfe deutete er als Ausdruck einer herabgesetzten oder gesteigerten neuromuskulären Erregbarkeit im Bereich der minderdurchbluteten Extremitäten. Obwohl über die neurologische Symptomatik bei peripheren Gefäßerkrankungen und Durchblutungsstörungen zahlreiche klinische Beobachtungen und Untersuchungen vorliegen (JOFFROY u. ACHARD 1889, DUTIL u. LAMY 1893, DUHOT 1932, SCHLESINGER 1895, FOERSTER 1913, MARCUS 1933, FETTERMANN u. SPITLER 1940, KAZMEIER 1950, ERBSLÖH u. KAZMEIER 1950, GILFILLAN, JONES, ROLAND u. WYLIE 1954, HUTCHINSON u. LIVERSEDGE 1956), ist über die pathophysiologischen Bedingungen der neurologischen Störungen bei Durchblutungsstörungen wenig bekannt.

Die pathologisch-anatomischen Befunde bei Kreislaufstörungen im peripheren Nerven sind zum Teil widerspruchsvoll und gestatten keine Rückschlüsse auf die Ursache der neurologischen Störungen. BARKER (1938) fand bei Thromboangiitis oberliterans bei 17 amputierten Extremitäten in 10 Fällen fleckförmige Entmarkungsherde, oft nur eines Teiles der Fasern in einem Faszikel und ganz intakte Faserbündel. In der Mehrzahl der Fälle konnten keine histologischen Veränderungen der Vasa nervorum nachgewiesen werden.

Auch PACENKO (1947) machte die Beobachtung, daß bei 15 histologisch untersuchten ischämischen Neuritiden als Folge arterieller Gefäßverschlüsse sich auch in nekrotischen Gebieten noch isolierte Nervenfasern mit intakten Axonen fanden.

ERBSLÖH u. KAZMEIER (1950) haben in dem von ihnen untersuchten Fall nur vereinzelt zu völligem Verschluß führende endarteriitische Veränderungen im Nerven selbst nachweisen können. Die Parenchymausfälle im peripheren Nerven wurden daher von ihnen als Folge funktioneller Durchblutungsstörungen betrachtet.

Diese Beobachtungen erklären sich wahrscheinlich aus der besonderen Gefäßversorgung peripherer Nerven. Begrenzte Versorgungsgebiete gibt es nicht. Es ist trotz geringer Capillardichte eine reiche Blutversorgung jedes Nerven durch mehrere Arterien mit guter Anastomosierung anzunehmen (VALENTIN 1920, SUNDERLAND 1945, ROBERTS 1948, KRÜCKE 1955).

Wir haben 20 Patienten mit peripheren arteriellen Durchblutungsstörungen elektromyographisch untersucht. Es handelt sich dabei um 18 chronische, langsam progrediente Verlaufsformen und um 2 Fälle mit Verletzungen der A. femoralis.

Die neurologischen Störungen waren in allen Fällen verhältnismäßig gering. Subjektiv wurde über Schwäche in beiden Beinen von wechselnder Stärke, über Kälte- und Mißempfindungen, Paraesthesien, Muskelzuckungen und vorwiegend nachts auftretende schmerzhafte Wadenkrämpfe geklagt.

Der klinische Untersuchungsbefund ergab in zwei Fällen eine Areflexie, Atrophie der Wadenmuskulatur, in den übrigen Fällen schwach auslösbare Reflexe, mäßige Atrophien sowie Abschwächung der Berührungs- und Schmerzempfindung mit sensiblem Funktionswandel sowie Hyperpathie. In allen Fällen konnte Muskelfasciculieren beobachtet werden, in fünf Fällen trat während der Untersuchungen ein Crampus der Wadenmuskulatur auf.

Das Ausmaß der arteriellen Minderdurchblutung konnte quantitativ nicht exakt erfaßt werden, da die exakte Messung der Extremitätendurchblutung bislang nur mit Hilfe der Venenverschlußplethysmographie (HESS), nicht aber klinisch routinemäßig möglich war. Die Anwendung eines inzwischen von BARBEY entwickelten Untersuchungsverfahrens in Verbindung mit der Elektromyographie wird möglicherweise weitere wichtige Einblicke gestatten (K. BARBEY; K. BARBEY u. P. BARBEY; K. BARBEY, P. BARBEY, LOOSE u. TERJUNG).

Das EMG zeigte bei Ruheableitung Fibrillationspotentiale, auffallend gehäuft positive monophasische Denervierungspotentiale und auch hochfrequente Impulsserien bis zum Crampus sowie vereinzelt Fasciculationspotentiale. Die Fibrillationspotentiale und positiven Denervierungspotentiale traten gehäuft in den distalen Muskelgruppen auf, während die Fasciculationspotentiale und spontanen Impulsserien in der gesamten Ober- und Unterschenkelmuskulatur diffus verteilt registriert werden konnten.

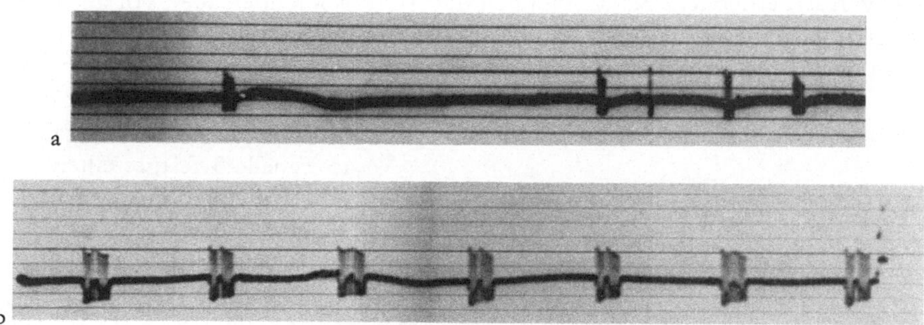

Abb. 17a u. b. a Rhythmische aufeinanderfolgende Doppelspikes (Doublets) (20 msec/mm; 10 μV/mm). b Multiplets (20 msec/mm; 10 μV/mm)

Außerdem wurden *große, rhythmisch repetierende Entladungen* beobachtet, die wir bislang bei keinem anderen neurologischen Krankheitsbild nachweisen konnten. Es handelt sich dabei um doppelt bis mehrfach in Gruppen auftretende Potentiale von gleicher Amplitude und Dauer, die akustisch dem Geräusch einer myotonen Reaktion ähneln (Abb. 17a—c). Diese Entladungen werden auch als Doublets, Triplets und Multiplets (KUGELBERG 1949, ROSSELLE 1958) bezeichnet. Diese Entladungen wurden von HARVEY u. KUFFLER (1944) erstmalig als Spontanentladungen, von KUGELBERG u. PETERSEN (1949) bei Tetanie und von ROSSELLE (1958) bei Magnesiumtetanie und von LANDAU (1951) nach Einstich und mechanischem Reiz am denervierten Muskel beobachtet. Im allgemeinen sollen diese Potentiale durch eine mechanische Irritation ausgelöst werden und gelten nach KUGELBERG als synchrone Entladungen einer motorischen Einheit.

Bei Willkürinnervation zeigte das EMG in 17 Fällen ein regelrechtes Interferenzmuster, obwohl zeitweise eine erhebliche Schwäche der Muskulatur geklagt wurde. Nur in drei Fällen fand sich vor allem in der atrophierten Wadenmuskulatur ein gelichtetes Interferenzmuster. In der Mehrzahl der Fälle ergaben sich also bemerkenswerterweise keine Hinweise für einen Ausfall motorischer Einheiten, obwohl andererseits bei Ruheableitung gehäuft Denervierungspotentiale auftraten.

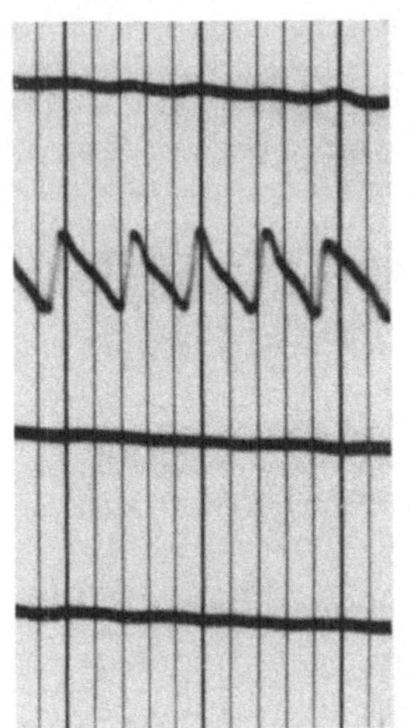

Abb. 17c. Multiplets im Einzelkipp. Mehrfache Entladungen gleicher Amplitude und Dauer (1 msec/mm; 10 μV/mm)

Eine mögliche Erklärung dieser Diskrepanz der Befunde ist die, daß wahrscheinlich keine irreversible Schädigung der peripheren Nerven mit Denervation der Muskulatur, sondern lediglich eine unphysiologische Zustandsänderung der Muskulatur infolge Sauerstoffmangel und Änderung des Elektrolytgehaltes vorliegt. Hierfür sprechen vor allem die bei keinem anderen neurologischen Krankheitsbild beobachteten großen, rhythmisch repetierenden Entladungen (Doublets, Multiplets), die von KUGELBERG und ROSSELLE bei Stoffwechselstörungen beobachtet wurden.

Allerdings müssen auch wechselnde Durchblutungsstörungen des Nerven selbst mit reversiblen Erregbarkeitsänderungen angenommen werden. Dies machen folgende Befunde deutlich: Bei mehrfachen Ableitungen im gleichen Muskel wurden erhebliche Schwankungen der Aktionspotentialdauer, vor allem eine Verlängerung gemessen. Gemessen wurde die durchschnittliche Aktionspotentialdauer in den Mm. tibialis anterior und gastrocnemius. Es wurden die von BUCHTHAL angegebenen, empirisch gefundenen durchschnittlichen Werte für das Alter 40 bis 60 Jahre und die daraus gewonnenen Mittelwerte zugrunde gelegt. Dies ergab die in Tabelle 3 festgestellten Mittelwerte und gemessenen Abweichungen.

Die Standardabweichung der Werte BUCHTALS beträgt 15%. Abweichungen bis zu 15% können daher noch als im Normbereich befindlich angesehen werden.

Tabelle 3

	Mittlere AP-Dauer (40—60 Jahre) nach BUCHTHAL	AP-Dauer bei peripheren Durchblutungsstörungen
M. tibialis anterior	14,5 msec $\pm$ 2,9	13,1—19,6 msec
M. gastrocnemius	11,6 msec $\pm$ 2,3	10,4—18,3 msec

Die von uns festgestellten Abweichungen im Hinblick auf eine Verlängerung der Aktionspotentialdauer liegen somit außerhalb der Streubreite und müssen als pathologisch gewertet werden.

Außerdem traten Impulsserien und Fasciculationspotentiale gehäuft besonders dann auf, wenn über Paraesthesien und Schmerzen geklagt wurde oder im Bereich sensibler Mißempfindungen an den unteren Extremitäten ein Berührungsreiz gesetzt wurde. Auch diese Erscheinungen zeigen wiederum die Abhängigkeit motorischer und sensibler Reizerscheinungen voneinander und die Tatsache, daß, sofern noch der

Nerv Impulse zu leiten imstande ist, reflektorisch über das Rückenmark laufende Reize, vor allem bei gesteigerten sensiblen Reizen, zu pathologischen Entladungen der Vorderhornzellen und des peripheren Neurons führen.

10. Ergebnisse der klinischen Untersuchungen

Die elektromyographischen Untersuchungen neurologischer Störungen und Ausfallserscheinungen bekannter Ursache und Lokalisation zeigen, daß motorische Reizerscheinungen und die ihnen entsprechende elektrophysiologisch registrierbare pathologische Aktivität nicht nur als Ausdruck und Folge pathologischer Prozesse im Bereich der motorischen Vorderhornzellen und ihrer Axone gewertet werden können.

In Übereinstimmung mit den bisher bekannten Erfahrungen und Untersuchungsergebnissen konnten wir bei degenerativen Vorderhornprozessen (amyotrophe Lateralsklerose, spinale progressive Muskelatrophie), bei Schädigungen im Bereich der Nervenwurzeln (radikuläre Reizerscheinungen, Ischiassyndrom) und bei peripheren Nervenverletzungen sowie neuraler Muskelatrophie Fibrillationspotentiale und Fasciculationspotentiale nachweisen.

Erstmalig haben wir diese pathologischen Entladungen aber auch bei entzündlichen Veränderungen im Bereich des peripheren Nerven (Polyneuritis, Neuritis), bei chronischen Schmerzzuständen und bei peripheren arteriellen Durchblutungsstörungen registrieren können. Darüber hinaus wurden vielfach hochfrequente Impulsserien, häufig in Abhängigkeit von sensiblen Reizerscheinungen, festgestellt. Es ist anzunehmen, daß es sich bei diesen hochfrequenten Impulsserien und den Fasciculationspotentialen einerseits um Entladungen motorischer Vorderhornzellen infolge ständig auf sie einwirkender, über die Zwischenneurone laufender Impulse aus der Peripherie handelt. Andererseits sind die motorischen Entladungen als Ausdruck einer Übererregbarkeit motorischer Fasersysteme zu werten.

Es besteht eine eindeutige Abhängigkeit und gegenseitige Beeinflußbarkeit motorischer und sensibler Reizerscheinungen. Diese sind verursacht durch unphysiologische (parabiotische) Zustandsänderungen des Nerven und der Muskulatur. Sie sind abhängig von der Intaktheit des Reflexbogens. Die unphysiologische Zustandsänderung des Nerven und der Muskulatur führt zu einer Reizsummation und reflektorischer Aktivierung von Vorderhornentladungen.

Eine unphysiologische Zustandsänderung der Muskulatur scheint auch durch periphere Durchblutungsstörungen bedingt zu sein, die fraglos zum Teil zum Auftreten von Fibrillationspotentialen führen.

III. Experimentelle Untersuchungen

Sensible und motorische Reizerscheinungen durch Kompression des Oberarmes mit Staumanschette

Zur weiteren Objektivierung der Befunde bei neurologischen Erkrankungen und zur Klärung der daraus folgernden Fragen wurde versucht, bei gesunden Versuchspersonen sensible und motorische Reizerscheinungen zu erzeugen und gleichzeitig elektromyographisch abzuleiten. Die schon von GOLDSCHEIDER (1886) mitgeteilten Beobachtungen über sensible und motorische Reizerscheinungen bei Ischämie oder direktem Druck auf den peripheren Nerven veranlaßten uns, durch Kompression des Oberarmes mit einer Blutdruckmanschette solche Reizerscheinungen zu provozieren. Der Zweck dieses Versuches war, unter jeweils gleichen experimentellen Bedingungen die Form, Verteilung und Häufigkeit der den motorischen Reizerscheinungen entsprechenden pathologischen Aktivität elektromyographisch zu untersuchen.

Die Kompression des Oberarmes führt bei genügend starker Druckwirkung in gleicher Weise zu einer Ischämie und Kompression der Nerven. Die auftretenden sensiblen und motorischen Phänomene werden daher durch verschiedene Faktoren bedingt sein, die ihre Ursache in einem Absinken des Blutdurchflußvolumens (Ischämie) und der direkten Druck- und Reizwirkung auf den Nerven haben.

Die Ischämie führt zu einer Beeinträchtigung aller Funktionen des Blutes, wie der Atemfunktion (Antransport von Sauerstoff und Abtransport von Kohlensäure), der Nährfunktion, der Spülfunktion (Abtransport von Stoffwechselprodukten), der Pufferfunktion (Konstanterhaltung der Wasserstoffionenkonzentration) und der Wärmetransportfunktion. Die Folgen der Ischämie sind demnach u. a. ein Absinken des O_2 und Ansteigen des CO_2, Verbrauch der Energiereserven (Glykogen und energiereiche Phosphate) sowie Ansteigen der Milchsäure mit zunehmender Übersäuerung des Gewebes. Diese Stoffwechseländerungen sind nicht ohne Wirkung auf den Muskel, den Nerv und die motorische Endplatte und führen über reversible Funktionsstörungen schließlich zum irreversiblen, morphologischen Gewebsuntergang.

Wenn also im folgenden von Ischämie gesprochen wird, so ist damit immer das Zusammenwirken verschiedener Faktoren gemeint, die ihre Ursache in der Minderung bzw. Aufhebung der Blutzirkulation haben. Hinzu kommt noch die direkte Druckwirkung auf den Nerven. Die Erfassung aller dieser Einzelfaktoren und ihrer Wirkung ist mit den angewandten Methoden nicht möglich.

Über die Folgen der Ischämie auf die Sensibilität und Motorik ist bislang bekannt: Die durch Abbinden einer Extremität erzeugte Ischämie bewirkt zunächst eine Steigerung, dann eine Hemmung der Erregbarkeit der afferenten und efferenten Fasern der Gruppe A eines peripheren Nerven (REID 1931; LEWIS 1932, KUGELBERG 1944, 1948, 1949; WEDELL u. SINCLAIR 1947; MAGLADERY, McDOUGAL u. STOLL 1950).

Die Empfindlichkeit gegenüber der Ischämiewirkung steigt mit zunehmender Leitungsgeschwindigkeit der Nervenfasern an. Am schnellsten werden die A-Alphafasern in ihrer Leitfähigkeit beeinträchtigt, während die dünneren, markarmen A-Delta-(Schmerz)fasern weniger behindert werden. Diese Fasern zeigen zwar Reizerscheinungen; die Schmerz- und Temperaturempfindung überdauert jedoch die in den schnelleren Fasern (A-Beta- und A-Alpha) geleiteten übrigen sensiblen Qualitäten. Erregbarkeitssteigerung und Erregbarkeitshemmung vollzieht sich im allgemeinen in der Reihenfolge: längere sensible Fasern — längere motorische Fasern — kürzere sensible Fasern — kürzere motorische Fasern.

Zu Beginn einer Ischämie kommt es zunächst zu sensiblen Reizerscheinungen in Form schmerzhafter sensibler Mißempfindungen (Paraesthesien), die nach REID mit sichtbaren motorischen Reizerscheinungen und Muskelkontraktionen in distalen Muskelgruppen kombiniert sein können. REID nahm als Ursache dieser Erscheinungen eine hypocalcämische Übererregbarkeit der peripheren sensiblen Endigungen in Nachbarschaft der Muskelfasern an. KUGELBERG (1946) konnte tatsächlich bei Tetanie und latenter Tetanie (Hypocalcämie) und ROSSELLE (1958) bei Kryptotetanie (Hypomagnesieämie) motorische Spontanaktivität elektromyographisch objektivieren. Beide Untersucher sahen Spontanentladungen unregelmäßiger Frequenz bis zum Potentialmuster einer tonischen Kontraktion (Trosseauscher Krampf), selten polyphasische Potentiale und Fibrillationspotentiale sowie rhythmisch repetierende Potentiale. Diese Spontanentladungen traten jedoch nur dann in Erscheinung, wenn bei Vorliegen einer Hypocalcämie oder Hypomagnesieämie gleichzeitig eine Ischämie der Muskelgruppen erzeugt wurde, in denen die elektromyographische Ableitung erfolgte, und durch Hyperventilation des Patienten.

Methode

Für die erste Versuchsreihe standen uns 100 (54 männliche, 46 weibliche) freiwillige Versuchspersonen im Alter von 15—40 Jahren zur Verfügung; 84 Versuchspersonen befanden sich in einer engeren Altersgruppe zwischen 18 und 24 Jahren.

In der Mehrzahl waren es Studenten und Schülerinnen der Krankengymnastikschule. Alle Versuchspersonen waren gesund. Anamnestisch ergab sich bei niemandem ein Hinweis auf eine Tetanie oder sonstige Stoffwechselstörungen.

Bei dem Versuch lagen die Versuchspersonen locker und entspannt auf einem Untersuchungsbett, der rechte Arm in bequemer Haltung auf einem Kissen. Abgeleitet wurde mit konzentrischen Nadelelektroden in dem *M. extensor digitorum communis* (Ableitung I), *M. interosseus dorsalis I* (Ableitung II) und *M. abductor digiti V* (Ableitung III).

In einem *Vorversuch* erfolgte Ruheableitung und Ableitung bei Willkürinnervation, um mögliche pathologische Veränderungen zu erfassen.

Bei keiner der 100 Versuchspersonen wurden im Vorversuch pathologische Befunde festgestellt.

Bei Ruheableitung wurden weder pathologische Aktivität noch Denervierungspotentiale registriert.

Bei *Willkürinnervation* zeigte das EMG bei allen 100 Versuchspersonen im Vorversuch Aktionspotentiale von normaler Form, Dauer und Spannung, bei *maximaler Willkürinnervation* ein regelrechtes Interferenzmuster.

Nach dem Vorversuch wurde eine 12 cm breite Blutdruckmanschette im mittleren Drittel des rechten Oberarmes angelegt und der Druck in der Manschette auf einen Wert von 40—70 mm Hg über den gemessenen systolischen Wert, also auf 160—190 mm Hg gesteigert. Bei allen 100 Versuchspersonen lagen die diastolischen und systolischen Werte im Bereich der Norm.

Nach Drucksteigerung in der Blutdruckmanschette und der dadurch erfolgten Kompression des rechten Oberarmes war der Radialispuls nicht mehr tastbar. Diese Stauung wurde in allen Fällen *30 min* beibehalten und dann rasch gelöst.

Während des ganzen Versuches wurden die subjektiven Angaben der Versuchspersonen sowie die objektiven klinischen und elektromyographischen Befunde bis 20 min nach Wiederherstellung der Blutzirkulation registriert[1]. Es konnten einzelheitlich genaue subjektive Empfindungen und Mißempfindungen sowie die objektiv registrierbaren motorischen Reizerscheinungen erfaßt und in ihrer Lokalisation und zeitlichen Reihenfolge eingeordnet werden.

Ergebnisse

1. Klinische Befunde

(subjektive Empfindungen, motorische Ausfallserscheinungen und Störungen)

a) Während der Ischämie. 1—3 min nach Unterbindung der Blutzirkulation begannen leichte Kribbelempfindungen in den Fingerspitzen, die bei zunehmender Intensität sich bis zur Handwurzel ausbreiteten. Diese Kribbelparaesthesien („tingling") nahmen während dieser Zeit mehr und mehr einen pelzig-prickelnden Charakter („pricking") an und klangen nach 5—7 min allmählich wieder ab.

Nach etwa 10 min Ischämie erschien die Haut des Handrückens und Unterarmes blaß grau-weißlich und häufig rötlich-blau marmoriert. Subjektiv wurde Kälteempfindung in der Hand und im Unterarm angegeben, objektiv war die Hauttemperatur im Verhältnis zum nicht gestauten linken Arm gemindert.

Während der 10. bis 13. min kam es subjektiv zu einer von den Fingerspitzen sich ausbreitenden Vertaubung mit sensiblem Funktionswandel (im anglo-ameri-

---

[1] Ein Teil dieser Versuche erfolgte unter Mitwirkung von Dr. med. W. Reichle.

kanischen Schrifttum treffend als „velvety numbness" beschrieben) und ab 15. min zu einer Spannungsempfindung mit Gefühl einer Verkrampfung der ganzen Hand. Während dieser Zeit wurde von den Versuchspersonen die Hand in ihrer räumlichen Begrenzung nur noch unscharf wahrgenommen und konnten Stellungsänderungen der Finger nicht mehr sicher unterschieden werden. Außerdem kam es bei einer erheblichen Anzahl der Versuchspersonen zu einem mehr oder minder ausgeprägten Crampus von etwa 10 sec bis 1⅓ min Dauer, der zunächst mit einzelnen Muskelzuckungen und Kontraktionen begann. Die Reihenfolge war in allen Fällen: Daumen, Zeigefinger, Kleinfinger, Finger III und IV, ganze Hand mit Dorsalflektion.

Von der 18. bis 30. min nahm schließlich die Oberflächensensibilität von den Fingerspitzen proximal fortschreitend ganz ab, während Schmerzen und grobe Temperaturunterschiede noch wahrgenommen wurden, wenn auch mit veränderter Empfindungsqualität. Gleichzeitig klagten die Versuchspersonen über einen dumpfen, brennenden Schmerz, der von der Staustelle bis in die Fingerspitzen zog und bevorzugt im Versorgungsgebiet des N. ulnaris begann.

Die *Willkürmotorik* ließ zwischen der 20. und 30. min fortschreitend nach. Es konnte eine zunehmende Lähmung, zunächst des Daumens und Zeigefingers, des Kleinfingers und der Finger III und IV sowie schließlich der ganzen Hand beobachtet werden. Plantar- und Dorsalflektion sowie ulnare und radiale Abduktion waren am längsten möglich, als letzte Funktion erlosch die Möglichkeit zur Extension der Hand. Die Lähmung breitete sich also in der gleichen Reihenfolge aus, wie in der Phase gesteigerter Erregbarkeit die Muskelkontraktionen der einzelnen Finger bis zur Verkrampfung der Hand aufeinander folgten.

b) Postischämisch. Nach Lösen der Unterbindung in der 30. min kam es zu den bekannten Erscheinungen der reaktiven Hyperämie (LEWIS u. GRANT 1925, EICHNA u. WILKINS 1941, WEDELL u. SINCLAIR 1947): Hellrote Verfärbung des zuvor abgebundenen Gliedabschnittes und zunächst eine kurzdauernde, diffus verteilte heftige Hitzeempfindung, die aber meist angenehm empfunden wurde.

Zwischen 45 und 60 sec traten etwa 3—5 min anhaltende, sehr schmerzhafte Paraesthesien von elektrisierend-stechendem Charakter, vorwiegend in den Fingerspitzen und der Handballenmuskulatur auf, die sehr rasch an Intensität und Ausbreitung zunahmen und genau so rasch wieder abklangen.

Gleichzeitig wurde etwa ab 1 min nach Lösen der Kompression wieder eine Empfindung der Spannung und Verkrampfung der Hand wie ab 15. min während der Ischämie angegeben. Ein Teil der Versuchspersonen hatte das Gefühl, als ob sich die Hand zusammenballe und verkrampfe, ein anderer Teil, als ob die Hand sich ausdehne und zerspringen wolle.

In 86% der Fälle konnten tatsächlich Kontraktionen der Handmuskulatur verschieden starker Ausprägung bis zur Dorsalflektion im Handgelenk beobachtet werden.

Außerdem wurde bei 49 Versuchspersonen 2—4 min nach Beendigung des Staus ein bis zu 5 min lang anhaltendes, wurmförmiges Fasciculieren der kleinen Handmuskeln festgestellt.

Die prozentuale Verteilung der subjektiven und objektiven Erscheinungen ist aus den Tabellen 4, 5 und 6 ersichtlich.

Allein diese Beobachtungen und Feststellungen zeigen einen Wechsel zwischen gesteigerter und gehemmter Erregbarkeit der Nervenfasern, die einerseits in sensiblen und motorischen Reizerscheinungen, andererseits in Sensibilitätsstörungen und motorischen Lähmungen zum Ausdruck kommt. Es müssen sicher auch Erregbarkeitsänderungen an den für Sauerstoffmangel besonders empfindlichen motorischen

Tabelle 4. *Erregbarkeitssteigerung*

Ischämisch	Paraesthesien (tingling, pricking)	Schmerz	Motorische Reizerscheinungen (Kontraktion, Crampus)
Beginn	1—3 min	16—35 min	14—18 min
Dauer	30 sec—7 min	—30 min[1]	10 sec—1,30 min
Versuchspersonen (%)	93	63	84

[1] Dauer nicht weiter bestimmbar, da Ischämie nach 30 min beendet wurde.

Tabelle 5

Postischämisch	Paraesthesien	Muskel-fasciculieren	Crampus
Beginn	0—3 min	2—4 min	30 sec—2 min
Dauer	3—5 min	2—5 min	30 sec—3 min
Versuchspersonen (%)	92	49	86

Tabelle 6. *Erregbarkeitshemmung*

Ischämisch	Beginn	Versuchspersonen (%)
Ende der Berührungsempfindung der Finger	20—29 min	83
Ende der Willkürmotorik der Finger	21—30 min	74

Endplatten angenommen werden. Doch lassen sich diese Änderungen mit unseren klinischen Untersuchungsmethoden nicht erfassen.

Wie schon bei den Untersuchungen neurologischer Erkrankungen deutlich wurde, ist auch hier eine wechselweise Abhängigkeit und Beeinflußbarkeit sensibler und motorischer Erscheinungen voneinander zu vermuten. Objektivieren ließ sich dies mit Hilfe der gleichzeitigen elektromyographischen Untersuchungen.

2. Elektromyographische Befunde

a) Während der Ischämie. Sobald bei Kompression des rechten Oberarmes der systolische Blutdruck überschritten war, ließen sich im M. extensor digitorum communis teils Potentiale einzelner motorischer Einheiten, teils Impulsserien mittlerer Amplitude und Frequenz registrieren, wie sie bei geringer Willkürinnervation auftreten. Diese pathologischen Entladungen dauerten etwa 10 min an, immer wieder unterbrochen durch längere Intervalle (Abb. 18).

In 81% der Fälle konnten in wenigstens einer Ableitung über mindestens 3 min anhaltende Fibrillationspotentiale mit relativ hoher Frequenz registriert werden (Abb. 19).

Die Fibrillationspotentiale setzten schon in der 1. bis 3. min nach Beginn der Ischämie gleichzeitig mit den Paraesthesien ein und endeten in zwei Dritteln der Fälle wiederum mit Abklingen der Paraesthesien. In einem Drittel der Fälle überdauerten die Fibrillationspotentiale mit wechselnder Häufung und Frequenz die 30 min anhaltende Ischämie.

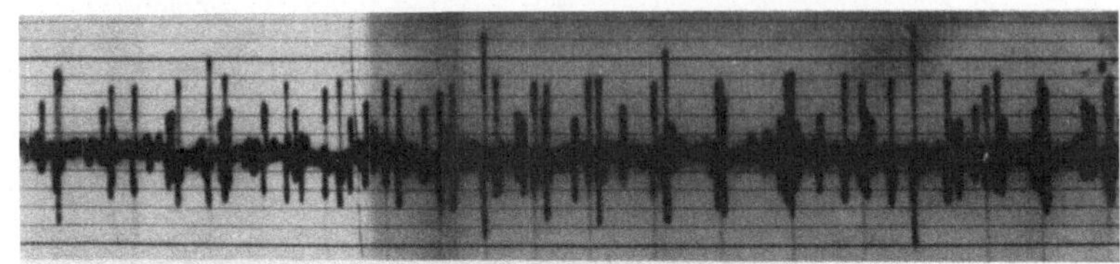

Abb. 18. Spontanentladungen bei Ruheableitung im M. extensor digitorum communis 1 min nach Ischämiebeginn (20 msec/mm; 10 μV/mm)

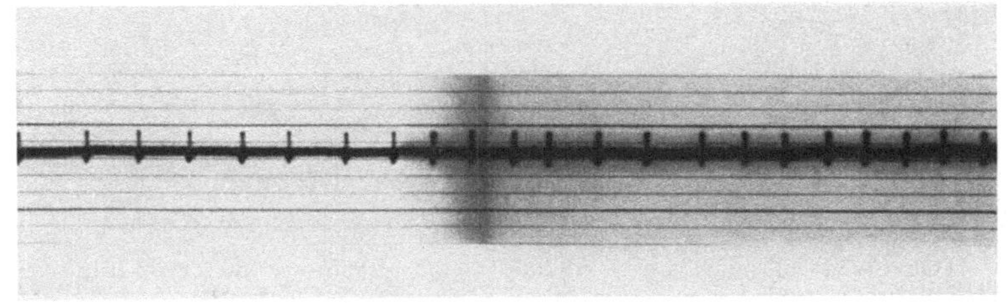

Abb. 19. Fibrillationspotentiale 3 min nach Ischämiebeginn im M. interosseus dorsalis I mit einer Frequenz von 10/sec (20 msec/mm; 10 μV/mm)

Die Frequenz, Spannung und zeitliche Verteilung des Auftretens von Fibrillationspotentialen während der Ischämie ist aus Tabelle 7 ersichtlich. Aus dieser Tabelle ergibt sich außerdem, daß die Fibrillationspotentiale im M. abductor digiti V bereits in den ersten 10 min in 50% der Fälle mit einer Frequenz von 4—55/sec im M. interosseus dorsalis I in 38%, mit einer Frequenz von 4—40/sec und im M. extensor

Tabelle 7. *Fibrillationspotentiale (ischämisch)*

Minuten	Ableitung I			Ableitung II			Ableitung III		
	0—10	10—20	20—30	0—10	10—20	20—30	0—10	10—20	20—30
Frequenz	2—27 (14,1)	4—35 (18,4)	9—65 (23,5)	4—40 (15,8)	6—36 (22,1)	3—36 (14,6)	4—55 (16,8)	5—55 (16,2)	6—45 (15,2)
Amplitude (μV)	12—70 (31,3)	20—90 (38,5)	15—60 (33,6)	12—60 (28,0)	12—50 (28,4)	20—70 (22,6)	12—16 (24,5)	15—60 (35,0)	20—50 (34,0)
Versuchspersonen (%)	32	14	11	38	19	15	50	29	14
		57			72			93	

digitorum communis in nur 32% mit einer Frequenz von 2—27/sec auftraten. Die Gesamtverteilung zeigt im M. abductor digiti V mit 93% bei Frequenzen zwischen 4—55/sec und im M. interooseus dorsalis I mit 72% mit Frequenzen von 4—40/sec eine Häufung gegenüber 57% mit wesentlich geringeren Frequenzen im M. extensor digitorum communis. Es ist also anzunehmen, daß die Fibrillationspotentiale in den distaler von der Unterbindungsstelle gelegenen Muskeln gehäuft auftreten, das heißt, je länger das distal vom Stau gelegene Axon ist, desto zahlreicher tritt pathologische Aktivität in Form der Fibrillationspotentiale auf. Das Zeitintervall zwischen Unterbindung der Blutzirkulation und Erstauftreten der Fibrillationspotentiale wurde in einer weiteren Versuchsreihe zu bestimmen versucht.

In 43% der Fälle wurden *Fasciculationspotentiale* in wenigstens einer Ableitung von mindestens 2 min Dauer registriert. Es handelte sich um typische große polyphasische Potentiale, die ohne sichtbares oder tastbares Fasciculieren abgeleitet wurden (Abb. 20).

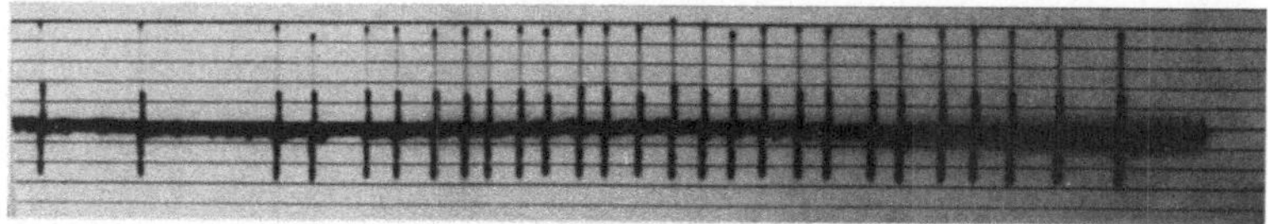

Abb. 20. Fasciculationspotentiale 10 min nach Ischämiebeginn im M. extensor digitorum communis (20 msec/mm; 10 µV/mm)

Diese Fasciculationspotentiale wurden in 28% der Fälle in der 5. bis 10. min gehäuft nachgewiesen. Bevorzugt traten sie während der Dauer der Ischämie im M. extensor digitorum communis (27%) mit Frequenzen von 3—36/sec gegenüber 18% im M. interosseus dorsalis I mit Frequenzen von 4—24/sec und 24% im M. abductor digitorum V mit Frequenzen von 4—30/sec auf.

Die zeitliche Verteilung, Frequenz und Spannung der Fasciculationspotentiale während der Ischämie zeigt die Tabelle 8. Danach traten Fasciculationspotentiale

Tabelle 8. *Fasciculationspotentiale (ischämisch)*

	Ableitung I			Ableitung II			Ableitung III		
Minuten	0—10	10—20	20—30	0—10	10—20	20—30	0—10	10—20	20—30
Frequenz (sec)	9—35 (15,4)	6—19 (9,5)	3—36 (11,3)	7—21 (13,9)	4—24 (10,0)	3—19 (8,0)	4—30 (9,6)	8—19 (15,2)	8—36 (15,2)
Amplitude (µV)	90—300 (183)	120—270 (173)	80—270 (147)	70—160 (125)	70—220 (165)	130—210 (140)	130—310 (160)	90—220 (150)	90—290 (175)
Versuchspersonen(%)	12	9 27	6	10	4 18	4	6	10 24	8

bereits in den ersten 10 min in 12% der Fälle mit einer Frequenz von 9—35/sec in dem proximal gelegenen M. extensor digitorum communis auf gegenüber 10% im M. interosseus dorsalis I und nur 6% im M. abductor digiti V bei gleichfalls geringerer Frequenz (7—21/sec bzw. 4—30/sec).

Unabhängig von diesen Fasciculationspotentialen entsprachen dem ab 15. min klinisch objektivierbaren Muskelfasciculieren und Crampus hochfrequente Impulsserien (Abb. 21).

Positive monophasische Denervierungspotentiale konnten während der Dauer der Ischämie in keinem Falle nachgewiesen und registriert werden.

b) Postischämisch. Nach Wiederherstellung der Blutzirkulation traten innerhalb der ersten 1—3 min gehäuft Spontanentladungen, meist hochfrequente Impulsserien von etwa 1 bis 2 min Dauer mit Tendenz zur Rhythmisierung auf, ohne daß sichtbare

Muskelkontraktionen oder Muskelfasciculieren nachweisbar waren. Sie liefen aber parallel mit den sehr schmerzhaften sensiblen Mißempfindungen und vor allem der subjektiv empfundenen Spannung und Verkrampfung der Hand. Diese spontanen Impulsserien wurden in 57% der Fälle in wenigstens einer Ableitung registriert (Abb. 22).

Bei 10 Versuchspersonen wurden 1—3 min nach Wiederherstellung der Blutzirkulation niedergespannte Impulsserien hoher Frequenzen registriert, die akustisch dem Geräusch der myotonen Reaktion ähnlich waren (Abb. 23a u. b).

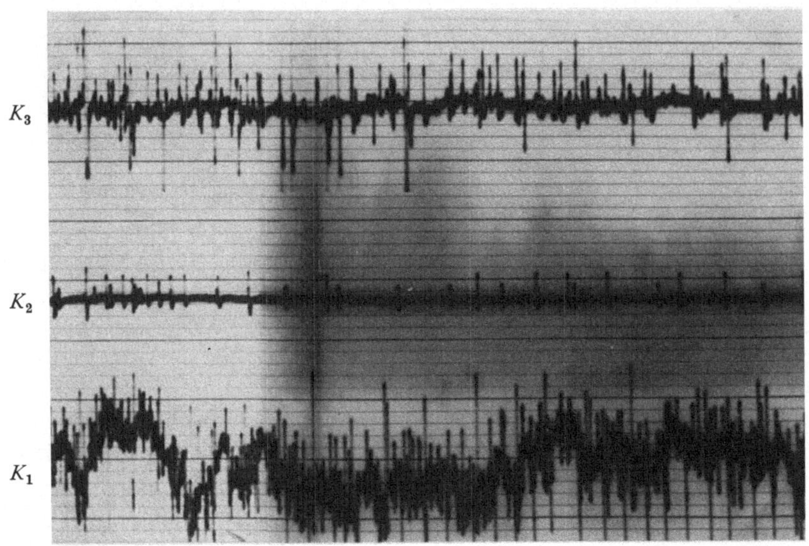

Abb. 21. Hochfrequente Impulsserien (Crampus) im M. extensor digitorum communis (K_1) bei Mitbeteiligung des M. abductor digiti V (K_3). Vereinzelte Potentiale im M. interosseus dorsalis I (K_2) (20 msec/mm; 10 μV/mm)

Diese Impulsserien wiederholten sich zum Teil rhythmisch bis zu fünfmal (Abb. 24). Sie erinnerten an die rhythmischen Impulsserien bei Kompression des peripheren Nerven oder im Bereich der Nervenwurzel, wie wir sie beim Carpaltunnelsyndrom und bei Wurzelreizerscheinungen nachgewiesen haben.

Den sichtbaren Muskelkontraktionen, wie sie in einem Drittel der Fälle beobachtet wurden, entsprachen elektromyographisch Aktionspotentialmuster im Sinne eines Interferenzmusters wie bei Willkürinnervation. Diese Potentialmuster waren daher ohne weiteres von pathologischen Entladungen ohne motorischen Effekt zu unterscheiden.

Fibrillationspotentiale traten postischämisch wesentlich seltener auf als während der Ischämie. Nur bei 22 Versuchspersonen gegenüber 81 während der Ischämie konnten in wenigstens einer Ableitung über mindestens 2 min Fibrillationspotentiale verzeichnet werden. Wie die Tabelle 9 zeigt, fanden sie sich gehäuft im zeitlichen Zusammenhang mit den geklagten Paraesthesien, und zwar im M. abductor digiti V während der 1. bis 5. und der 5. bis 10. min.

Bei 49 Versuchspersonen wurden 2—3 min nach Wiederherstellung der Blutzirkulation *große Potentiale von gleicher Form, Dauer und Spannung* registriert, die sich doppelt bis mehrfach rhythmisch wiederholten. Diese großen *rhythmisch repetierenden Potentiale* entsprechen den bereits bei peripheren arteriellen Durchblutungsstörungen beobachteten sogenannten Doublets, Triplets oder Multiplets (Abb. 25a u. b).

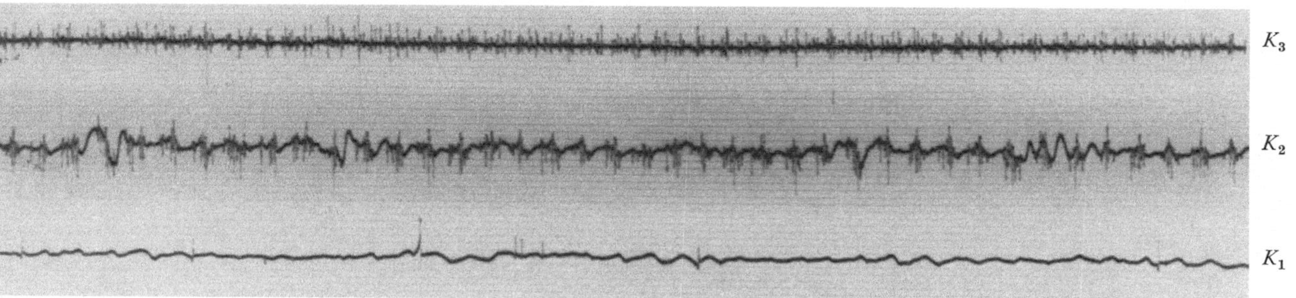

Abb. 22. Impulsserien mit Tendenz zur Rhythmisierung 2 min nach Wiederherstellung der Blutzirkulation parallel mit schmerzhaften Paraesthesien im M. interosseus dorsalis I (K_2) und M. abductor digiti V (K_3); im M. extensor digitorum communis vereinzelte Fasciculationspotentiale (K_1) (20 msec/mm; 10 μV/mm)

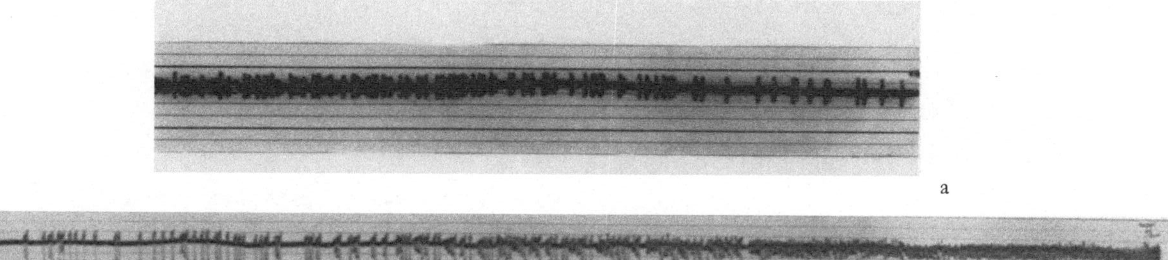

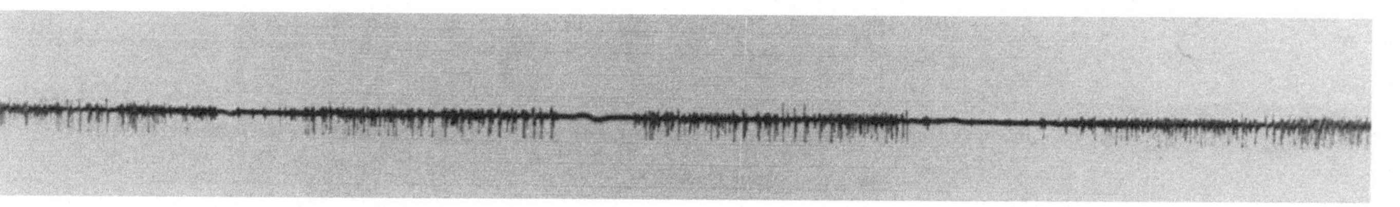

Abb. 23a u. b. Hochfrequente niedergespannte Impulsserien 2 min nach Wiederherstellung der Blutzirkulation im M. interosseus dorsalis I (a) und M. abductor digiti V (b) (20 msec/mm; 10 μV/mm)

Abb. 24. Rhythmische Impulsserien im M. interosseus dorsalis I 3 min nach Wiederherstellung der Blutzirkulation (20 msec/mm; 10 μV/mm)

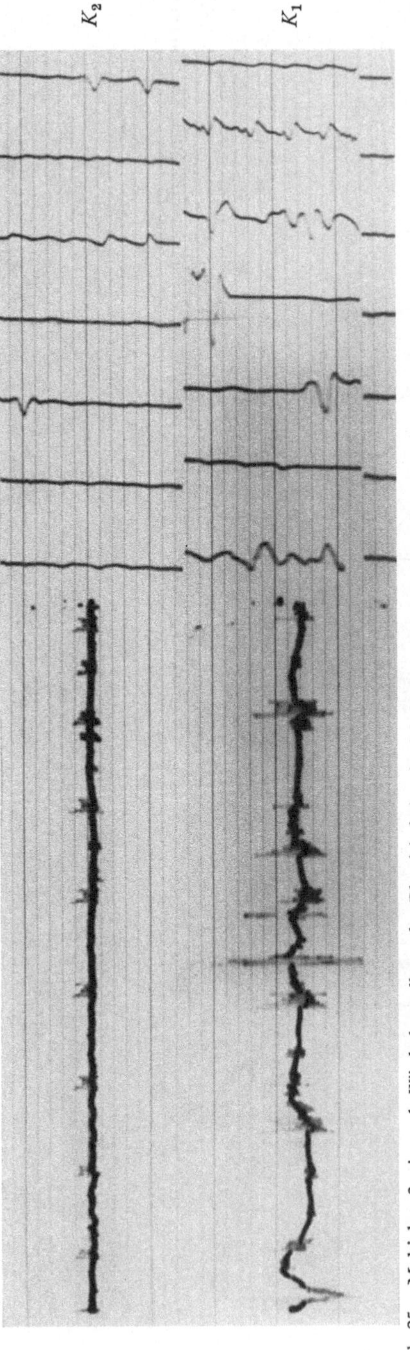

Abb. 25a. Multiplets 3 min nach Wiederherstellung der Blutzirkulation im M. interosseus dorsalis I (K_1) und M. abductor digiti V (K_2) (20 msec/mm; 10 μV/mm)

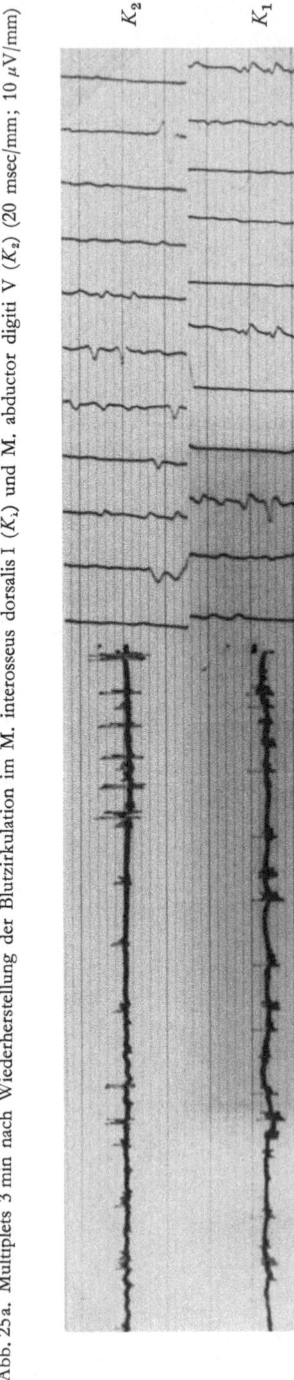

Abb. 25b. Multiplets 7 min nach Wiederherstellung der Blutzirkulation im M. interosseus dorsalis I (K_1) und M. abductor digiti V (K_2) (20 msec/mm; 10 μV/mm)

Während die rhythmisch repetierenden Potentiale bei peripheren Durchblutungsstörungen nur vereinzelt nachweisbar waren, konnten sie in unserer Versuchsreihe
postischämisch gehäuft innerhalb der ersten 5 min nach Wiederherstellung der Blutzirkulation oft bis zu 20 min anhaltend registriert werden. Diese Potentialform fand
sich in allen Ableitungen. Sie folgten in Abständen von 5—20 msec aufeinander,

Tabelle 9. *Fibrillationspotentiale und Multiplets (postischämisch)*

		Ableitung I		Ableitung II		Ableitung III	
		0—5	5—10	0—5	5—10	0—5	5—10
Fibrillations- potentiale	Frequenz (sec)	11—35 (16,8)	—	6—35 (14,3)	—	5—39 (17,8)	11—14 (11,7)
	Amplitude (μV)	15—40 (31)	—	12—50 (22)	—	15—110 (40)	15—55 (38)
	Versuchs- personen (%)	6	—	6	—	12	4
Multiplets	Frequenz (sec)	2—6 (3,5)	2—4 (3,5)	2—14 (4,8)	2—6 (4,8)	2—14 (4,0)	2—11 (5,0)
	Amplitude (μV)	30—190 (62)	40—280 (138)	15—250 (61)	20—200 (58)	20—300 (132)	30—190 (75)
	Versuchs- personen (%)	3	4	17	12	15	5
		7		29		20	

immer wieder von mehr oder minder langen Inaktivitätsintervallen unterbrochen.
Da die Potentiale fast uniform sind und allenfalls wechselnde Amplitudenhöhe aufweisen (Abb. 17c), muß eine konstante Erregungsausbreitung bei gesteigerter Erregbarkeit der Faser angenommen werden.

Neben der Untersuchung der Potentialformen bei Ruheableitung während der
Ischämie und postischämisch erfolgten auch Ableitungen und Messungen bei
Willkürinnervation.

**c) Elektromyographische Befunde bei Willkürinnervation während der
Ischämie und postischämisch.** Das Aktionspotentialmuster bei Willkür- und maximaler Willkürinnervation wurde in allen drei Ableitungen regelmäßig während der
Dauer der Ischämie und nach Wiederherstellung der Blutzirkulation überprüft.
Zwischen der 20. und 30. min kam es entsprechend den auch klinisch objektivierbaren
nachlassenden motorischen Funktionen im Sinne einer peripheren schlaffen Lähmung
zu einer progressiven Lichtung des Interferenzmusters bei maximaler Innervation,
bis schließlich nur noch Einzelpotentiale einzelner motorischer Einheiten registriert
werden konnten. Die Lichtung des Interferenzmusters betraf zunächst die Mm.
interosseus dorsalis I und abductor digiti V, dann erst den M. extensor digitorum
communis, der am längsten ein regelrechtes Interferenzmuster aufwies. Die Lichtung
des Aktionspotentialmusters vom Interferenzmuster über das Lückenmuster bis zu
Einzeloscillationen trat innerhalb von 2—3 min ein in der Reihenfolge: M. interosseus dorsalis I, M. abductor digiti V und M. extensor digitorum communis. Es
konnte also auch elektromyographisch ein Ausfall motorischer Einheiten zunächst

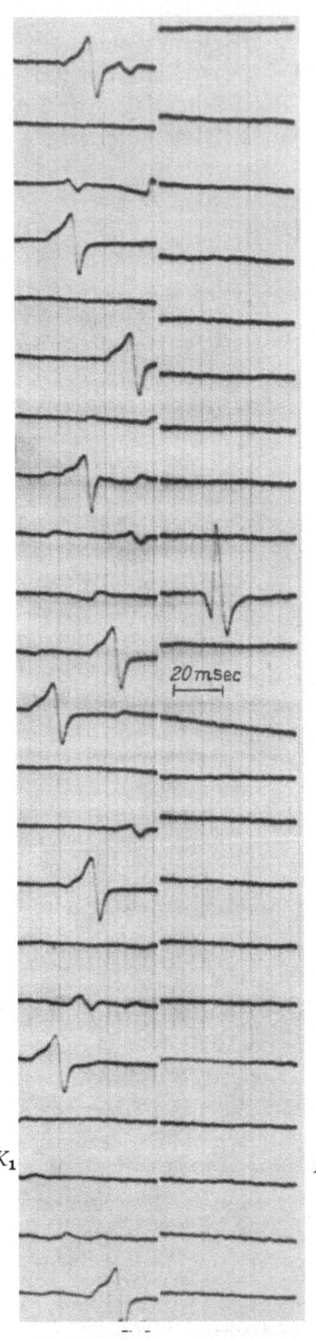

Abb. 26. Verlängerte Aktionspotentialdauer, registriert im Einzelkipp
im M. extensor digitorum communis
(K_1) und M. abductor digiti V (K_2)
(10 μV/mm)

der längeren motorischen, dann der kürzeren motorischen Fasern objektiviert werden.

2—5 min nach Wiederherstellung der Blutzirkulation ließ sich in allen Fällen bei maximaler Willkürinnervation wieder ein regelrechtes Interferenzmuster registrieren. Vor Wiederherstellung der Funktion aller motorischen Einheiten wurde eine Phase gesteigerter Erregbarkeit der Fasern mit elektromyographisch objektivierbaren Spontanentladungen durchlaufen. Der in einer Lichtung des Interferenzmusters zum Ausdruck kommende Ausfall motorischer Einheiten nach Unterbindung der Blutzirkulation, die Fibrillationspotentiale und die elektromyographisch meßbar zunehmende Anzahl motorischer Einheiten sind ähnlich den Befunden bei Nervenläsion und anschließender Reinnervation. Dies trifft auch für die durchschnittliche Aktionspotentialdauer zu.

Eine *Messung der Aktionspotentialdauer* während der Ischämie erfolgte im M. extensor digitorum communis und M. abductor digiti V. Als Normwert wurde die von BUCHTHAL angegebene durchschnittliche Aktionspotentialdauer in den Mm. extensor digitorum communis und abductor digiti V für die Altersgruppen 18, 20 und 25 Jahre zugrunde gelegt. Die durchschnittliche Aktionspotentialdauer dieser drei Altersgruppen wurde entsprechend der Altersverteilung unserer Versuchsgruppe von 18—24 Jahren gemittelt. Dies ergab eine mittlere Aktionspotentialdauer für die Altersgruppe unserer Versuchspersonen im M. extensor digitorum communis von 11,5 mmsec $\pm$ 2,3 und im M. abductor digiti V von 8,1 mmsec $\pm$ 1,6.

Es ließ sich eine Verlängerung der Aktionspotentialdauer (Abb. 26) von der 10. bis 30. min nach Unterbindung der Blutzirkulation nachweisen in dem Ausmaß, daß von der 20. min an bereits bei 41 Versuchspersonen im M. extensor digitorum communis und bei 51 Versuchspersonen im M. abductor digiti V die mittlere Aktionspotentialdauer als Ausdruck des Sauerstoffmangels verlängert war. Zwischen der 25. und 30. min wiesen insgesamt 63 Versuchspersonen im M. extensor digitorum communis und 79 von insgesamt 100 Versuchspersonen im M. abductor digiti V eine verlängerte Aktionspotentialdauer auf (Abb. 27).

Nach Wiederherstellung der Blutzirkulation wurde die Aktionspotentialdauer stichprobenartig gemessen. 5 min nach Beendigung der Ischämie lagen alle Meßwerte wieder im Normbereich.

Diese Befunde zeigen, daß sowohl die Minderung der Anzahl motorischer Einheiten als auch die Verlängerung der Potentialdauer bei Unterbindung der Durchblutung einer Extremität reversible Erscheinungen sind. Die experimentelle Ischämie kann also auf Grund dieser Beobachtungen und der registrierten Fibrillationspotentiale als Modellversuch in erheblich verkürzter Zeit zur Erfassung der elektrophysiologischen Phänomene nach Nervenläsion mit anschließender Reinnervation gewertet werden. Allerdings ist bei der Nervenläsion und Reinnervation auf Grund klinischer und elektromyographischer Untersuchungen bislang eine Phase gesteigerter Erregbarkeit vor Wiederherstellung der normalen Funktionen der motorischen Fasern nicht bekannt. Dies wird durch die längere Zeitdauer der Reinnervation nach einer Nervenläsion bedingt sein, derentwegen diese Erscheinungen entweder nicht auftreten oder aber auch nicht erfaßt werden konnten.

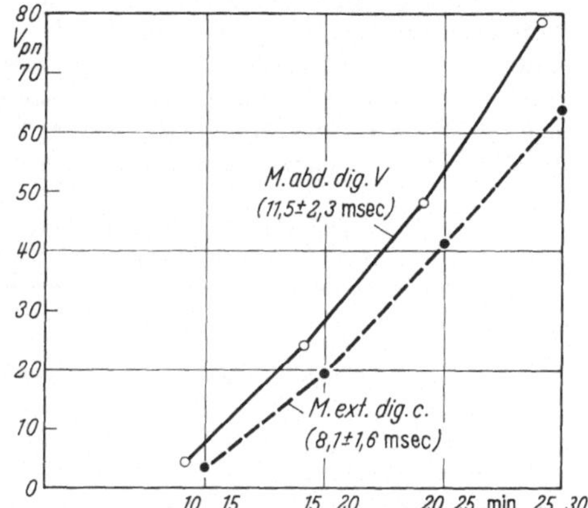

Abb. 27. Abhängigkeit der verlängerten Aktionspotentialdauer von der Dauer der Ischämie. Bei Ableitung in den Mm. extensor digitorum communis und abductor digiti V während der Ischämie nimmt die Anzahl der Versuchspersonen mit verlängerter AP-Dauer entsprechend der Dauer der Ischämie zu

Es kann als gesichert angesehen werden, daß die nach Wiederherstellung der Blutzirkulation registrierte erhöhte Aktivität nicht durch das Vorliegen einer Tetanie, latenten Tetanie oder Kryptotetanie bedingt ist. Hierfür ergaben sich klinisch und anamnestisch bei den Versuchspersonen keine Anhaltspunkte.

Die Häufigkeit des Auftretens von gesteigerter Aktivität während der Ischämie und postischämisch (Fibrillationspotentiale in 81 % der Fälle, Fasciculationspotentiale in 43 %, spontane Impulsserien in 57 % sowie Crampus in 46 %, 36 % und 44 % der einzelnen Ableitungen sowie klinisch in 86 %) spricht gegen die Annahme einer latenten Tetanie oder Kryptotetanie bei den Versuchspersonen. Es ist wahrscheinlicher, daß die gesteigerte Aktivität durch die Ischämie und die dadurch ausgelösten funktionellen Veränderungen verursacht wird.

Zur weiteren Klärung dieser Frage wurden besondere Versuchsanordnungen getroffen.

3. Versuchsreihe (besondere Versuchsanordnung)

Die Versuchsgruppe bestand aus 20 gesunden Versuchspersonen im Alter zwischen 18 und 25 Jahren. Die klinischen Befunde und die elektromyographischen Befunde im Vorversuch waren regelrecht.

Die bei dieser Gruppe bestimmten Kalium-, Calcium- und Magnesiumwerte im Blut lagen im Normbereich (Kalium: 16—21 mg-% ; Calcium: 8,5—11,5 mg-% ; Magnesium: 2—3 mg-%).

Es wurde zunächst der Ischämieversuch in gleicher Anordnung und Zeit durchgeführt wie bei der ersten Versuchsreihe. Dabei konnten die gleichen klinischen und elektrophysiologischen Erscheinungen festgestellt werden: Zunächst sensible Reizerscheinungen und in fast zeitlicher und räumlicher Übereinstimmung motorische Reizerscheinungen als Ausdruck einer Erregbarkeitssteigerung motorischer und sensibler Fasern; dann zunehmende Sensibilitätsausfälle und motorische Paresen, funktionell erkennbar und elektromyographisch registrier- und meßbar; auch postischämisch wurden die gleichen Befunde wie bei der ersten Versuchsreihe erhoben, vor allem die Spontanentladungen hochfrequenter Impulsserien und die charakteristischen großen, rhythmisch repetierenden Potentiale.

a) Versuchsanordnung zur Feststellung des Zeitintervalls zwischen Ischämie und Erstauftreten von Fibrillationspotentialen. Es wurde wie bei den bisherigen Versuchen die Blutzirkulation am rechten Oberarm unterbrochen, die elektromyographische Ableitung erfolgte aber in den vom N. radialis innervierten M. brachioradialis (Ableitung I), M. extensor digitorum communis (Ableitung II) und M. extensor indicis proprius (Ableitung III). Es wird also an drei Muskelpunkten mit verschieden langem zuleitendem Axon registriert.

Tabelle 10. *Häufigkeits- und Zeitverteilung der Fibrillationspotentiale in Muskeln verschieden langer Axone nach Unterbindung der Blutzirkulation*

	Minuten					Versuchs-personen
	1	2	3	4	5	
Ableitung I M. brachioradialis			● ●	● ●	●	5
Ableitung II M. ext. dig. c.		●	● ● ● ●	● ●	●	8
Ableitung III M. ext. ind. propr.			● ● ●	● ● ● ●		7
		1	9	8	2	20

Das Ergebnis läßt sich aus Tabelle 10 ablesen. Die Tabelle zeigt, daß in der 1. min in keinem der drei Muskeln Fibrillationspotentiale auftraten, in der 2. min bei einer Versuchsperson im M. extensor digitorum communis und ab 3. bis 5. min in allen drei Muskeln mit unterschiedlicher Häufung Fibrillationspotentiale registriert werden konnten.

Es ergibt sich also, daß zwar in der 3. und 4. min gehäuft Fibrillationspotentiale erstmalig auftreten, nicht nachweisen läßt sich aber, daß bei Unterbindung der Blutzirkulation in gleicher Weise wie nach Nervenläsion (Luco u. Eyzaguirre) das Zeitintervall zwischen Schädigung und Erstauftreten der Fibrillationspotentiale von der Länge des distal der Kompression gelegenen Axons abhängig ist.

b) Versuchsanordnung zur Frage der raum-zeitlichen Symmetrie sensibler und motorischer Reizerscheinungen in kontralateralen Extremitäten. Bei den erwähnten 20 Versuchspersonen wurde an beiden Oberarmen zunächst *gleichzeitig* die Blutzirkulation bei gleichem Manschettendruck unterbunden. Die elektromyographische Ableitung erfolgte in den Mm. interossei dorsalis I rechts und links sowie im M. abductor digit. V links.

Es kam bei diesem Versuch beidseits in räumlicher und zeitlicher Übereinstimmung zu sensiblen und motorischen Reizerscheinungen an beiden Armen und Händen. Es traten gleichzeitig in der 1. bis 3. min Kribbelparaesthesien auf, die von den Fingerspitzen sich bis zur Handwurzel ausbreiteten und allmählich ihren Empfindungscharakter in pelzig-prickelnd bis vertaubend umwandelten. In der 18. bis 30. min ließ sich schließlich im Einzelfall zeitlich und räumlich genau übereinstimmend eine Störung der Oberflächensensibilität mit Minderung der Berührungsempfindung nachweisen. Auch elektromyographisch konnten beidseits sich zeitlich und räumlich entsprechend die gleichen motorischen Erscheinungen nachgewiesen werden: Fibrillationspotentiale, Fasciculationspotentiale sowie Impulsserien. Auch postischämisch wurden ebenfalls symmetrisch in gleicher Weise repetierende große Potentiale (Multiplets) registriert.

Die Impulsserien konnten während der Ischämie zusätzlich ausgelöst und verstärkt werden durch Druck mit einer Bleistiftspitze an der paraesthetischen Kuppe beider Zeigefinger. Es kam dabei zu Impulsserien im M. interosseus dorsalis I, wie wir

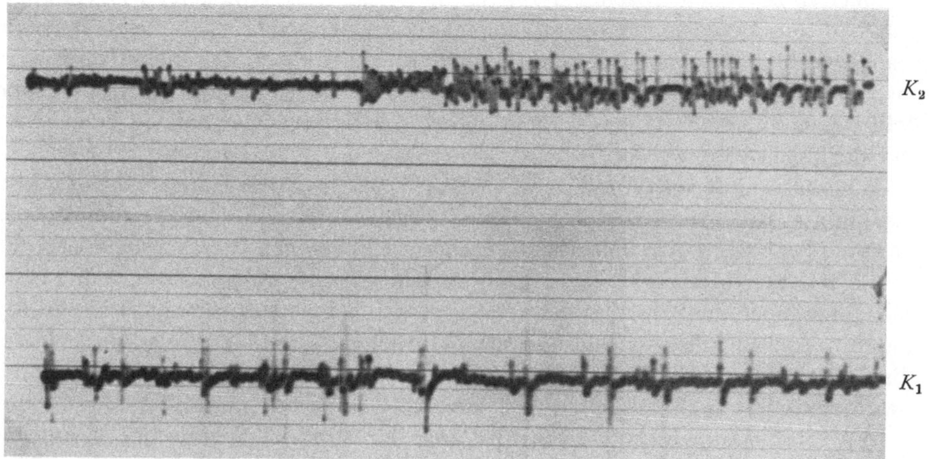

Abb. 28. Fibrillationspotentiale und Fasciculationspotentiale im M. interosseus dorsalis I links (K_1) 5 min nach Unterbindung der Blutzirkulation verbunden mit Kribbelparaesthesien. Impulsserien im M. interosseus dorsalis I rechts (K_2) bei leichtem Druck auf die paraesthetische Kuppe des Zeigefingers. Zwischen Reiz und Impuls Latenzzeit von 800 msec (Registriergeschwindigkeit 20 msec/mm; Verstärkung 30 μV/mm)

sie auch bei peripheren arteriellen Durchblutungsstörungen nach Druck oder Berührungsreiz beobachtet hatten. Es zeigte sich außerdem die auch schon von KUGELBERG berichtete Erscheinung, daß gleichzeitig mit den pathologischen Entladungen Paraesthesien im Umkreis um die Druckstelle vorübergehend verschwanden. Allerdings hatte KUGELBERG Spontanaktivität in einem dem gereizten Bereich entsprechenden Nervenversorgungsgebiet abgeleitet und nahm daher an, daß es sich um hochfrequente, reizbedingte Spontanentladungen einer ischämischen Nervenfaser handelt. Da wir aber bei unserem Versuch im Hautversorgungsgebiet des N. medianus reizten und verstärkte Spontanentladungen in dem vom N. ulnaris innervierten M. interosseus dorsalis I registrierten, muß eine reflektorische Reizverstärkung orthodrom oder antidrom vermutet werden (Abb. 28).

Die raum-zeitliche Symmetrie sensibler Reizerscheinungen und motorischer Entladungen ist jedoch noch nicht beweisend für eine Reizirradiation und reflektorische Weiterleitung, da die Blutzirkulation an beiden Armen gleichzeitig unterbunden wurde und somit für beide Arme die gleichen Reizerscheinungen infolge Erregbarkeitsänderung der jeweiligen Nervenfaser auftreten können.

Es wurde daher in Anlehnung an Versuche von WEDELL (1947) und AUERSPERG (1961) zur Erklärung von Paraesthesien ein verschieden starker Manschettendruck am rechten und linken Arm mit Differenzen von 40 mm Hg angewandt. Dabei konnten keine unterschiedlichen Befunde festgestellt werden. Das symmetrische Auftreten von sensiblen und motorischen Reizerscheinungen blieb unverändert. Dies war auch der Fall, wenn die Unterbindung rechts und links in einem Zeitintervall von 10 bis 20 sec nacheinander erfolgte.

AUERSPERG hatte beobachtet, daß bei Verlängerung dieses Intervalls auf etwa 40 sec häufig die Paraesthesien an der zuletzt blockierten Hand in wesentlich kürzerer Zeit als 40 sec folgen. Diese Beobachtungen können wir auf Grund unserer Befunde nicht bestätigen.

Wir haben die Unterbindung am rechten und linken Arm bei unseren Versuchspersonen in zeitlichen Abständen von 40, 60, 80 und 120 sec angelegt. Dabei zeigte sich, daß sowohl die subjektiv empfundenen Paraesthesien als auch die elektromyographisch registrierte pathologische Aktivität immer in einem Zeitintervall auftraten, das etwa der Zeitdifferenz zwischen Anlegen der Unterbindung am rechten und linken Arm entsprach. Eine Verkürzung des Zeitintervalls konnte in keinem der 20 Fälle objektiviert werden.

AUERSPERG hatte auf Grund seiner Beobachtungen zentrale Faktoren bei der Entstehung von Paraesthesien nach Unterbindung zweier Extremitäten vermutet. Auch wenn die Beobachtungen AUERSPERGS nach unseren bei mehr Versuchspersonen und mit objektiverer Methodik gewonnenen Befunden nicht zutreffen, spricht dies nicht unbedingt gegen die Annahme zentraler Faktoren bei der Entstehung von sensiblen und motorischen Reizerscheinungen nach Aufhebung der Blutzirkulation. In dieser Hinsicht erschienen uns bemerkenswert die Untersuchungen bei zwei Patienten mit Phantomschmerz nach Amputation des rechten Unterarmes im körpernahen Drittel.

c) Versuchsanordnung. Unterbindung der Blutzirkulation bei Phantomschmerz. Beide Patienten klagten über sensible Mißempfindungen, vor allem schmerzhafte, stechend-elektrisierende Paraesthesien in den Fingern der Phantomhand.

Wir leiteten in den Mm. biceps und triceps brachii der Phantomseite und im M. biceps brachii der Gegenseite mit konzentrischen Nadelelektroden ab. Wie auch bei den anderen dargestellten Fällen von Phantomschmerzen, konnte bei beiden Patienten pathologische Spontanaktivität in Form von Fasciculationspotentialen und vereinzelten Impulsserien registriert werden. Bei einer Kontrollableitung am nicht amputierten Arm trat keine pathologische Aktivität auf.

Es wurde dann in der üblichen Weise die Blutzirkulation am amputierten Oberarm unterbrochen. Subjektiv gaben beide Patienten schon nach 1 bis 3 min eine unangenehme Verstärkung der Paraesthesien und nach 10 bis 12 min schmerzhafte Verkrampfungen in der Phantomhand an. Nach etwa 15 min kam es zu Nachlassen der Mißempfindungen und nach 25 min wurde von beiden Patienten über Schmerzfreiheit und Aufhören des Phantomgefühls berichtet.

Elektromyographisch zeigte sich parallel mit den verstärkten sensiblen Mißempfindungen eine Zunahme der pathologischen Aktivität bis zum Auftreten hochfrequenter Impulsserien, gleichzeitig mit den subjektiv empfundenen Verkrampfungen und Spannungen der Phantomhand. Gleichfalls ließen diese Entladungen nach Frequenz und Häufigkeit während der Zeit vorübergehender Schmerzfreiheit nach.

Auf der Gegenseite war der Befund regelrecht, bei Ruheableitung trat keine Spontanaktivität in Erscheinung.

Nach Wiederherstellung der Blutzirkulation kam es wieder zu verstärkten Mißempfindungen in der Phantomhand und parallel dazu zu Fasciculationspotentialen wechselnder Stärke und Häufung, jedoch nicht in der Ausprägung wie während der

Ischämie. Die für die postischämische Phase bei experimenteller Ischämie charakteristischen großen repetierenden Potentiale (Multiplets) konnten bei den beiden Patienten mit Phantomschmerzen in unserem Versuch nicht nachgewiesen werden.

Der gleiche Versuch wurde bei zwei weiteren unterarmamputierten Patienten durchgeführt, die lediglich ein Phantomgefühl, aber keinen Phantomschmerz und sensible Mißempfindungen verspürten.

Das *EMG* zeigte bei Ruheableitung keine pathologische Aktivität. Es wurden weder Fibrillations- und Fasciculationspotentiale noch andere Entladungen registriert. Nach Unterbindung der Blutzirkulation am Oberarm wurde jedoch von beiden Patienten über zunehmende unangenehme Kribbelparaesthesien in den Fingern der Phantomhand geklagt. Gleichzeitig hiermit wurden elektromyographisch pathologische Entladungen und vereinzelt Fasciculationspotentiale registriert.

Diese Befunde bei Phantomschmerz und Phantomgefühl machen deutlicher als die raum-zeitliche Symmetrie der Befunde und subjektiven Empfindungen nach Unterbindung beider Arme, daß ein Teil der pathologischen Aktivität reflektorisch ausgelöst wird durch über die Zwischenneurone laufende und auf die motorischen Vorderhornzellen einwirkende Impulse. Darüber hinaus ist aber eine lokale Erregbarkeitssteigerung der Nerven- und Muskelfasern selbst anzunehmen. Dies zeigt vor allem die Tatsache, daß die regelmäßig bei experimenteller Ischämie bei gesunden Versuchspersonen auftretenden großen repetierenden Potentiale an den Ableitungsstellen des Phantomgliedes nicht nachweisbar sind.

IV. Besprechung der Ergebnisse

Motorische Reizerscheinungen und als deren elektrophysiologisches Korrelat die elektromyographisch meßbare pathologische Aktivität gelten nach den bisher klinisch und vor allem tierexperimentell gewonnenen Erkenntnissen als Ausdruck und Folge beginnender und fortgeschrittener Muskeldenervierung bei Degeneration des peripheren motorischen Neurons. Dies trifft fraglos zu, jedoch sprechen klinische Beobachtungen auch für andere Ursachen dieser motorischen Reizerscheinungen.

Zur Erweiterung der Kenntnisse über die physiologischen und pathophysiologischen Bedingungen motorischer Reizerscheinungen beim Menschen führten wir elektromyographische Untersuchungen bei neurologischen Erkrankungen verschiedener, jedoch bekannter Ursache und Lokalisation durch. Es erfolgten mehrfache elektromyographische Ableitungen unter verschiedenen Bedingungen bei insgesamt 319 Patienten, deren Erkrankung nach Anamnese, klinischem Befund und Verlauf diagnostisch gesichert war. Im einzelnen wurden untersucht: Amyotrophe Lateralsklerose (46), spinale progressive Muskelatrophie (9), neurale Muskelatrophie (5), Syringomyelie (24), Carpaltunnel-Syndrom (4), Neuritis (38), periphere Nervenverletzungen (48), chronische Schmerzzustände im Bereich der Extremitäten (Phantom-, Stumpfschmerz und Narbenhyperpathie) (49) sowie periphere arterielle Durchblutungsstörungen (20).

Diese Untersuchungen beweisen, daß pathologische Aktivität unter verschiedenen pathophysiologischen Bedingungen in unterschiedlicher Form auftritt. Eine für ein bestimmtes Krankheitsbild spezifische Äußerungsform der pathologischen Aktivität läßt sich nicht nachweisen, lediglich eine Häufung bestimmter Formen bei bestimmten pathophysiologischen Zuständen.

Nachgewiesen wurden die bislang bekannten Potentialformen: Fasciculations- und Fibrillationspotentiale sowie positive Denervierungspotentiale; außerdem Entladungen hochfrequenter Impulsserien, teilweise mit Tendenz zu rhythmischer Iteration und große, rhythmisch repetierende Potentiale (Multiplets).

Bei den Fibrillationspotentialen handelt es sich um vorwiegend biphasische Aktionspotentiale von kurzer Dauer, relativ niedriger Spannung und geringer Frequenz, bei den Fasciculationspotentialen um große, vorwiegend polyphasische Entladungen und bei den sogenannten positiven Denervierungspotentialen um monophasische positive steile Wellen von gleichfalls geringer Dauer und Spannung.

Die bisherigen Auffassungen über die *Ursache* und die *klinische Wertung* der Fasciculationspotentiale und Fibrillationspotentiale bedürfen nach unseren Untersuchungen einer Ergänzung und Differenzierung.

Die Fasciculationspotentiale werden bislang als rein neurogene Spontanerregungen peripherer motorischer Neurone angesehen. Die Fibrillationspotentiale gelten demgegenüber als Ausdruck einer von neuralen Reizen unabhängigen Spontanaktivität einzelner Muskelfasern. Sie sollen nur nach Degeneration des motorischen Neurons nachweisbar sein. Es wurde bisher angenommen, daß diese Potentialformen diagnostisch besonders kennzeichnend für pathologische Prozesse der motorischen Vorderhornzellen und ihrer Axone sind.

Fibrillations- und Fasciculationspotentiale haben wir in Übereinstimmung mit anderen Untersuchern zwar gehäuft bei degenerativen Vorderhornprozessen (amyotrophe Lateralsklerose, spinale progressive Muskelatrophie) beobachtet, aber auch bei anderen Störungen sowie unter Bedingungen, die eine Degeneration des peripheren Neurons ausschließen, registrieren können.

So wurden vorwiegend Fibrillationspotentiale, selten auch Fasciculationspotentiale bei Syringomyelie registriert. Fibrillationspotentiale und Fasciculationspotentiale treten darüber hinaus bei Reiz- und Druckwirkung im Bereich der Nervenwurzel und des Nervenstammes (Ischias-Syndrom, radikuläre Reizerscheinungen und Carpaltunnel-Syndrom) auch ohne nachweisbare Muskeldegeneration in der von dem gereizten Nerv innervierten Muskulatur auf.

Ebenso konnten wir diese Formen pathologischer Aktivität bei peripheren Nervenverletzungen, neuraler Muskelatrophie und erstmalig bei Neuritis, chronischen Schmerzzuständen im Bereich der Extremitäten sowie bei peripheren arteriellen Durchblutungsstörungen nachweisen.

Die Parameter der Fasciculations- und Fibrillationspotentiale bei den einzelnen Störungen stimmen nach Form, Dauer und Spannung voll überein. *Eine Unterscheidung in maligne Fasciculationspotentiale bei degenerativen Vorderhornprozessen und benigne Fasciculationspotentiale, wie dies von einigen Autoren vorgeschlagen wird, ist nicht möglich.*

Verlauf und Häufigkeitsverteilung der Fasciculations- und Fibrillationspotentiale sprechen vielmehr dafür, daß die *Fasciculationspotentiale allgemein Ausdruck einer Übererregbarkeit motorischer Vorderhornzellen oder peripherer motorischer Fasern sind, die Fibrillationspotentiale dagegen Ausdruck der Übererregbarkeit einzelner Muskelfasern infolge eines Denervierungsprozesses oder einer unphysiologischen Zustandsänderung von Muskelfasern selbst.*

Dies zeigt vor allem auch die Verteilung und Häufung der pathologischen Aktivität, wie wir sie bei amyotropher Lateralsklerose fanden, und die daraus erkennbare Relation zwischen Fasciculations- und Fibrillationspotentialen:

Fasciculationspotentiale treten asynchron in verschiedenen Bereichen eines Muskels und diffus verteilt über die gesamte Rumpf- und Extremitätenmuskulatur auf. Sie können schon vor den klinisch nachweisbaren Anzeichen einer Muskeldenervation und noch längere Zeit in klinisch noch nicht voll denervierten Muskeln abgeleitet werden.

Fibrillationspotentiale treten dagegen zunächst in den schon denervierten distalen Extremitätenmuskeln auf und nehmen an Häufigkeit entsprechend der fortschreitenden Muskeldenervierung zu. Sie sind so lange nachweisbar, wie reizstromdiagnostisch noch Fasern des denervierten Muskels auf direkten elektrischen Reiz reagieren.

Beweisend für eine Phase vorübergehender Übererregbarkeit sind die vor allem bei *parabiotischen Zuständen im Bereich des peripheren Nerven* und bei *Schmerzzuständen der Extremitäten* gleichzeitig mit Fasciculationspotentialen auftretenden hochfrequenten Impulsserien. Diese laufen teilweise rhythmisch ab oder zeigen eine Tendenz zu rhythmischer Iteration.

Diese Entladungen werden vielfach in Abhängigkeit von sensiblen Reizerscheinungen festgestellt und können durch Reizsummation provoziert und verstärkt werden.

So treten gehäuft bei Ruheableitung Impulsserien und Fasciculationspotentiale im Bereich derjenigen Rückenmarksegmente auf, in deren Hautversorgungsgebiet sensible Mißempfindungen und Schmerzen geklagt werden.

Diese in Abhängigkeit von sensiblen Reizerscheinungen auftretenden Entladungen sind nicht zu verwechseln mit dem interferierenden Aktionspotentialmuster bei schmerzbedingter Muskelkontraktion, zumal diese Entladungen auch in anderen, entfernteren Muskelgruppen entsprechend höhergelegenen homolateralen Rückenmarksegmenten nachweisbar sind.

Das Auftreten von pathologischen Entladungen auch in anderen Segmenten als den gereizten rechtfertigt, diese Potentiale als Ausdruck einer zentralen Erregungsausbreitung zu werten.

Die hohe Entladungsfrequenz dieser Impulsserien ist unphysiologisch und kann nur als Reizantwort mit gesteigerter Entladungsfrequenz auf summierte Reize infolge unphysiologischer Zustandsänderung des Nerven oder der Muskulatur gewertet werden, da ja bekanntlich Charakter und Frequenz einer Reaktion von Stärke und Frequenz der Reizung abhängen. Es kann sich nur um eine direkte Reizantwort motorischer Fasern oder um unphysiologische Entladungen motorischer Vorderhornzellen handeln infolge ständig auf sie einwirkender überschwelliger Impulse. Ob der Reflexweg orthodrom oder antidrom verläuft, läßt sich nach den Befunden nicht entscheiden.

Für einen orthodromen Reflexweg über die Zwischenneurone des Rückenmarkes und Aktivierung der Vorderhornzellen durch sensible Reize sprechen unsere folgenden Befunde:

Pathologische Entladungen und Fasciculationspotentiale bei Schmerzzuständen im Bereich der Extremitäten sind nicht mehr nachweisbar, wenn durch auf die Zwischenneurone oder die diese steuernden Zentren des tektoreticulären Systems einwirkende Medikamente (Phenothiazine) Schmerzfreiheit erreicht wird.

Zentralmotorische Entladungen bei amyotropher Lateralsklerose und Syringomyelie können pharmakologisch durch die gleichen Medikamente unterdrückt werden.

Vorderhornentladungen nach sensiblen Reizen bei Syringomyelie werden nicht mehr beobachtet, wenn zentrale Schaltbereiche im Rückenmark durch ausgedehnte Zerfallshöhlen zerstört werden.

Ein Teil der pathologischen Aktivität ist durch *unphysiologische Zustandsänderungen der Muskulatur infolge arterieller Minderdurchblutung* bedingt. Dies konnte bei peripheren arteriellen Durchblutungsstörungen der Extremitäten und bei peripheren Nervenverletzungen nachgewiesen werden:

Es wurden elektromyographische Untersuchungen bei arterieller Minderdurchblutung durchgeführt. Bei Ruheableitung zeigten sich Fibrillationspotentiale, positive Denervierungspotentiale, Fasciculationspotentiale und Impulsserien in gleicher Weise wie bei einer Degeneration peripherer motorischer Neurone. Demgegenüber ergab sich bei Willkürinnervation bei arterieller Minderdurchblutung nicht die zu erwartende Minderung der Anzahl motorisch aktiver Einheiten. Diese Diskrepanz der Befunde kann wohl so erklärt werden, daß keine irreversible Schädigung der peripheren Nerven mit Degeneration der Muskulatur, sondern eine veränderte Erregbarkeit von Muskel- und Nervenfasern sowie der motorischen Endplatte infolge der Mangeldurchblutung vorliegt.

Bei kompletten Lähmungen infolge Verletzungen peripherer Nerven konnten Denervierungspotentiale nur in der vom lädierten Nerven versorgten Muskulatur nachgewiesen werden, bei *partiellen* Paresen dagegen auch in den dem lädierten Nerven benachbarten, regelrecht innervierten Muskelgruppen. Diese elektrophysiologischen Befunde lassen sich durch die früheren Beobachtungen HIRSCHMANNS erklären und bestätigen. Danach erstrecken sich bei Durchtrennung eines Nerven auftretende Durchblutungsstörungen bei totaler Läsion nur auf das Versorgungsgebiet des geschädigten Nerven, bei partiellen Läsionen können sie dagegen auch auf die Nachbargebiete übergreifen. Diese Ausbreitung der Durchblutungsstörungen ist nur reflektorisch infolge noch erhaltener Faserverbindungen über das Rückenmark möglich.

Zur weiteren Sicherung und Ergänzung der bei neurologischen Erkrankungen gewonnenen Erkenntnisse über pathologische Aktivitäten wurden elektromyographische Untersuchungen bei insgesamt 124 gesunden Versuchspersonen durchgeführt. Die Ableitungen erfolgten unter verschiedenen Bedingungen nach Kompression des Oberarmes mit einer Staumanschette während der dadurch erzeugten Ischämie und in der postischämischen Phase. Durch die Kompression wurde außer der Mangeldurchblutung mit den entsprechenden Störungen (u. a. Absinken des O_2, Ansteigen des CO_2, Verbrauch der Energiereserven, Ansteigen der Milchsäure) eine direkte Druckwirkung auf die Nerven ausgeübt.

Man kann diesen Kompressionsversuch als einen Modellversuch in erheblich verkürzter Zeit zur Erfassung der elektrophysiologischen Phänomene nach Schädigung im Bereich eines peripheren Nerven oder der Endplatte mit anschließender Reinnervation auffassen.

Die Versuche ergeben, daß es unter parabiotischen Bedingungen zunächst zu einer Erregbarkeitssteigerung, dann zu Erregbarkeitshemmung motorischer und sensibler Fasern kommt. Sowohl die klinische Symptomatik als auch die elektrophysiologischen Phänomene zeigen sensible und motorische Reizerscheinungen, entsprechend einer Phase der gesteigerten Erregbarkeit, sowie sensible Ausfälle und motorische Lähmungen, entsprechend einer Phase verminderter Erregbarkeit.

Verlauf und Ausmaß der sensiblen und motorischen Reizerscheinungen lassen gewisse Regeln erkennen:

Nach Kompression des Oberarmes treten in zeitlich und räumlich konstanter Folge sensible Mißempfindungen auf, deren Empfindungsqualität sich in regelmäßig wiederholbarer Weise ändert.

In der 20. bis 30. min entwickelt sich eine fortschreitende Lähmung der Finger und der Hand, die sich in gleicher Weise ausbreitet, wie die Muskelkontraktionen in der vorhergehenden Phase gesteigerter Erregbarkeit aufeinander folgten.

Bei beidseitiger synchroner Kompression spielen sich die Vorgänge in einer genauen zeitlich-räumlichen Symmetrie ab.

Elektromyographisch entsprechen der Phase gesteigerter Erregbarkeit pathologische Entladungen verschiedener Form und Ausprägung:

Es treten unmittelbar nach Kompression des Oberarmes in proximalen Muskeln teils Potentiale einzelner motorischer Einheiten, teils Impulsserien mittlerer Amplitude und Frequenz auf und ab 15. min hochfrequente Impulsserien, die sichtbaren Muskelkontraktionen und Crampus entsprechen.

Mit den 1 bis 3 min nach Beginn der Ischämie auftretenden Paraesthesien kommt es gleichzeitig zu Fibrillationspotentialen, die in zwei Dritteln der Fälle mit Abklingen der Paraesthesien enden. Dabei zeigt sich, daß die Fibrillationspotentiale in den distal von der Unterbindungsstelle gelegenen Muskeln gehäuft auftreten; d. h. je länger das distal vom Stau gelegene Axon ist, desto zahlreicher sind Fibrillationspotentiale nachweisbar. Andererseits läßt sich aber bei dem Kompressionsversuch nicht, wie nach Schädigung des peripheren Neurons, nachweisen, daß das Zeitintervall zwischen Unterbindung und Erstauftreten von Fibrillationspotentialen von der Länge des distal vom Stau gelegenen Axons abhängig ist. Bei Ableitung an drei Muskelpunkten mit verschieden langem zuleitenden Axon wurden nach Unterbindung der Blutzirkulation Fibrillationspotentiale in unterschiedlicher Häufung registriert. Es konnte nicht nachgewiesen werden, daß die Fibrillationspotentiale gehäuft zuerst an der Ableitungsstelle mit dem kürzesten zuleitenden Axon auftreten.

Fasciculationspotentiale werden erst in der 5. bis 10. min beobachtet. Das Zeitintervall zwischen Kompression und Erstauftreten von Fasciculationspotentialen ist um so geringer, je kürzer die Länge des distal vom Stau gelegenen Axons ist.

Elektromyographisch entsprechen der *Phase verminderter Erregbarkeit* folgende Befunde:

Zwischen 20. und 30. min nach Ischämiebeginn kommt es bei maximaler Willkürinnervation zu einer progressiven Lichtung des Interferenzmusters. Während dieser Zeit ist die mittlere Aktionspotentialdauer verlängert.

Diese Befunde sind reversibel. Schon 2 bis 5 min nach Lösen der Kompression wird bei maximaler Willkürinnervation ein regelrechtes Interferenzmuster registriert. Die mittlere Aktionspotentialdauer liegt bereits nach 5 min wieder im Normbereich.

Nach *Lösen der Kompression* kommt es zu einer erneuten *kurzdauernden Phase der Übererregbarkeit mit sensiblen und motorischen Reizerscheinungen.*

Elektromyographisch treten parallel mit den sensiblen Mißempfindungen gehäuft pathologische Entladungen auf, meist hochfrequente Impulsserien von 1 bis 2 min Dauer mit Tendenz zu Rhythmisierung ohne sichtbare Muskelkontraktion oder Muskelfasciculieren. Diese Entladungen ohne motorischen Effekt sind ohne weiteres zu unterscheiden von interferierenden Potentialmustern, die sichtbaren Muskelkontraktionen entsprechen, wie sie in einem Drittel der Fälle beobachtet werden. Außerdem wurden niedergespannte rhythmische Impulsserien abgeleitet, ähnlich denjenigen bei Kompression peripherer Nerven oder Nervenwurzeln.

Wie bei peripheren arteriellen Durchblutungsstörungen vereinzelt, treten *postischämisch* gehäuft *rhythmisch repetierende Potentiale (Multiplets)* auf. Es handelt sich um große Potentiale von gleicher Form, Dauer und Spannung, die innerhalb der ersten 5 min nach Aufheben der Kompression bis zu 20 min anhaltend registriert werden.

Diese Potentialform sowie die ischämisch und postischämisch provozierte pathologische Aktivität kann nicht als charakteristisches Symptom einer latenten Tetanie oder Kryptotetanie gewertet werden, wie dies von Kugelberg und Rosselle beschrieben wurde. Diese elektrophysiologischen Phänomene traten so gehäuft auf, daß auch keine normocalcämische Tetanie angenommen werden kann.

Die parallel den sensiblen Reizerscheinungen nachweisbare pathologische Aktivität, besonders Impulsserien und Fasciculationspotentiale sowie die Befunde bei beidseitiger Kompression und Kompression beim Phantomglied und Phantomschmerz, machen wiederum die Abhängigkeit und gegenseitige Beeinflußbarkeit sensibler und motorischer Reizerscheinungen deutlich. Sie zeigen, wie auch bei den neurologischen Erkrankungen, daß die pathologischen Entladungen durch Reizsummation direkt und reflektorisch ausgelöst und verstärkt werden können.

Postischämisch sind die Fibrillationspotentiale wesentlich seltener als während der Ischämie. Sie treten zwar auch gehäuft in zeitlichem Zusammenhang mit Paraesthesien auf, doch kann zwischen beiden Phänomenen kein kausaler Zusammenhang bestehen. Wenn Paraesthesien und Fibrillationspotentiale gleichzeitig auftreten, muß dieses erklärt werden durch Störungen, die die Mangeldurchblutung bedingt und die in gleicher Weise das sensible System (Receptoren, sensible Nervenfasern) und das motorische System (motorische Nervenfasern und Endplatte) betreffen.

Auf Grund der dargestellten Befunde gelangen wir zu der Feststellung, daß die *Fibrillationspotentiale, die positiven Denervierungspotentiale und die rhythmisch repetierenden Potentiale (Multiplets) nur peripher im Bereich der Muskulatur entstehen, während die Impulsserien und Fasciculationspotentiale zum Teil auch zentraler Herkunft sind.* Eine in jeder Hinsicht gesicherte Erklärung für die Ursache der pathologischen Entladungen verschiedener Form ist allein mit den von uns angewandten Methoden der klinischen Neurologie und Neurophysiologie nicht möglich. So lassen sich auf auch Grund unserer Untersuchungen mit extracellulärer Ableitung die sogenannten positiven Denervierungspotentiale nicht befriedigend erklären. Es ist aber eindeutig festzustellen, daß diese positiven Denervierungspotentiale immer gehäuft nur bei schon längerer Zeit bestehenden Zustandsänderungen der Muskulatur auftreten. Wir fanden sie vor allem bei fortgeschrittenen Atrophien und trophischen Störungen. Bei kurzzeitigen reversiblen Zustandsänderungen wie der experimentellen Ischämie wurden sie im Gegensatz zu chronischen arteriellen Durchblutungsstörungen nicht nachgewiesen.

Einer Erklärung bedürfen auch noch die *rhythmisch repetierenden Potentiale* (Multiplets), die bislang in der klinischen Elektromyographie kaum Beachtung gefunden und keine Bedeutung erlangt haben. Kugelberg u. Petersen (1949) sowie Landau (1951) haben diese Potentiale nach Einstich und mechanischem Reiz am denervierten Muskel beobachtet und als extraneural synchronisiertes Fibrillieren aufgefaßt. Von Kugelberg wurden sie schließlich bei latenter Hypocalcämie und von Rosselle bei Hypomagnesieämie beobachtet und als kennzeichnendes elektrophysiologisches Symptom für latente Stoffwechselstörungen bezeichnet. Demgegenüber haben wir Multiplets nur bei peripheren arteriellen Durchblutungsstörungen vereinzelt und gehäuft im akuten Versuch während der postischämischen Phase nachgewiesen. Sie traten ausnahmslos ohne jeden mechanischen Reiz auf. Nach Form, Dauer und Spannung waren sie gleichartig. Während Kugelberg annimmt, daß diese Potentiale Ausdruck von Mehrfachentladungen einer motorischen Einheit sind, werden sie von anderen Untersuchern als Endplattenpotentialentladungen bei lokalisierter Überempfindlichkeit der Endplattenregion aufgefaßt (KUFFLER u. HARVEY 1944, DEL CASTILLO u. KATZ 1956, BUCHTHAL 1957, BAUMGARTNER 1957). BAUMGARTNER stützt seine Ansicht auf den histologischen Nachweis einer bandförmigen Anordnung der Endplatten durch COERS (1953) und dessen neurophysiologische Bestätigung durch BUCHTHAL u. Mitarb. (1955). So soll nach Nervendegeneration die Synchronisation durch Parallellagerung der Fasern und die räumliche Nähe der überempfindlichen Endplattenregion erleichtert werden.

Die Annahme, daß diese Multiplets durch eine Erregbarkeitssteigerung der motorischen Endplatten bedingt sind, ist durchaus naheliegend. Möglicherweise handelt es sich um Endplattenpotentiale selbst, deren Parameter denjenigen der Multiplets entsprechen. Der Beweis ist jedoch mit unseren experimentellen Methoden nicht zu erbringen.

Es ist allerdings möglich, daß solche und andere Entladungen gehäufter bei Hypocalcämie und Hypomagnesieämie auftreten, wie dies KUGELBERG und ROSSELLE beobachtet haben. Bei einer schon bestehenden Störung des Elektrolytgleichgewichtes infolge Hypocalcämie oder Hypomagnesieämie kann zwar eine zusätzliche Verschiebung infolge Mangeldurchblutung schneller zu elektrophysiologisch meßbaren Erscheinungen führen, doch bleibt der klinische Nachweis einer latenten Stoffwechselstörung mit Hilfe der Elektromyographie mit den bisher angewandten Methoden der Ischämie und Hyperventilation noch problematisch. Erst systematische elektromyographische Reihenuntersuchungen verschiedener Stoffwechselstörungen werden erweisen, ob die Elektromyographie eine geeignete klinische Methode zur Erfassung latenter Stoffwechselstörungen darstellt.

Die bisherige Interpretation der *Fibrillationspotentiale* als pathologische Aktivität einzelner Muskelfasern trifft auch nach unseren Untersuchungen zu. Wir konnten aber Fibrillationspotentiale auch registrieren, wenn mit Sicherheit keine Degeneration des peripheren motorischen Neurons und keine Muskeldenervation vorlag. Die Parameter der hierbei abgeleiteten Potentiale entsprachen völlig denjenigen bei Muskeldenervation. Diese Fibrillationspotentiale sind aber nicht als Folge einer Degeneration der motorischen Neurone zu werten. Auch das rasche Auftreten der Fibrillationspotentiale schon 2 bis 3 min nach Kompression des Oberarmes im Gegensatz zu einem Auftreten der Fibrillationspotentiale 10 bis 18 Tage nach Schädigung eines Nerven macht deutlich, daß hier andere Ursachen und pathophysiologische Bedingungen zugrunde liegen, die auf eine Mangeldurchblutung des Gewebes zurückzuführen sind.

Voraussetzung für das Auftreten von Fibrillationspotentialen ist zunächst eine Änderung der Membranpermeabilität und ein dadurch verursachtes Labilwerden des Membranpotentials. Dies kann durch Faserdegeneration und Mangeldurchblutung mit den entsprechenden Funktionsstörungen bewirkt werden. So konnte unlängst beim Menschen bei der Adynamia episodica hereditaria eine Erniedrigung des Membranpotentials und ein weiterer Abfall während der Lähmung nachgewiesen werden, die durch eine pathologisch erhöhte Na-Permeabilität bedingt ist (CREUTZFELDT).

LÜLLMANN hat am Zwerchfell der Ratte mit intracellulären Mikroelektroden nachgewiesen, daß das Membranpotential bei Denervierung durch eine Änderung der Kaliumpermeabilität absinkt und außerordentlich labilisiert wird, so daß schon bei geringem mechanischen Reiz ein weiteres Absinken des Membranpotentials zur Entladung von Aktionspotentialen führt. LÜLLMANN hat darauf hingewiesen, daß die denervierte und membranpotentiallabile Muskelfaser sowohl durch noch intakte als auch schon fibrillierende Fasern zur Spontanaktivität provoziert wird. Möglicherweise werden dann die fibrillierenden Muskelfasern an der labilen Membran der Nachbarfasern zur Ursache von Erregungen, so daß eine wechselseitige Auslösung von Fibrillationspotentialen durch die jeweils fibrillierenden Nachbarfasern denkbar ist. Damit ließe sich auch die räumlich und zeitlich wechselnde Verteilung von Fibrillationspotentialen in einem Muskel erklären.

Die Auslösung der unmittelbar nach Kompression des Oberarmes auftretenden *Fasciculationspotentiale und Impulsserien* scheint demgegenüber wie auch die pathologischen Entladungen bei lokaler Kompression der Nervenwurzeln (z. B. Ischiassyndrom) oder der Nervenstämme (z. B. Carpaltunnel-Syndrom) direkt an der Nervenfaser zu erfolgen. Bei direkter Kompression des Nerven sinkt nach tierexperimentellen Untersuchungen zwar seine Leitungsgeschwindigkeit, es steigt aber die Erregbarkeit. Diese ist auch dann noch gesteigert, wenn die Nervenfaser fast leitungsunfähig geworden ist. Vor dem vollständigen Block kann der parabiotische Nerv durch Depolarisation seiner Membran Reizerscheinungen mit wiederholten und rhythmischen Entladungen zeigen (ERLANGER, GASSER; GASSER, CLARK u. HUGHES). Die Kompression selbst wirkt wahrscheinlich durch eine Änderung der Molekularstruktur der Membran.

Außerdem ist bei der Kompression des Oberarmes an eine Reizsummation und Erregungsübertragung von sensiblen auf motorische Fasern zu denken. Hierfür sprechen die zum Teil unmittelbar und ohne Verzögerung einschießenden Entladungen bei sensiblem Reiz im parabiotischen Gebiet. Eine Erregungsübertragung zwischen zwei Nervenfasern ist unter pathologischen Bedingungen durchaus möglich. ARVANITAKI hat dies experimentell bewiesen und für diese direkte Erregungsübertragung den Begriff der Ephapse geprägt. Auch die bereits erwähnten Untersuchungen von ADRIAN; BLAIR u. ERLANGER; KATZ u. SCHMIDT sowie GRANIT, LEKSELL u. SKOGLUND machen wahrscheinlich, daß eine Impulsübertragung (interaction) an einer Verletzungs- oder Kompressionsstelle möglich ist. Ein Teil der Fasciculationspotentiale könnte demnach durch direkte Erregungsübertragung (Ephapse) erklärt werden.

Neben der direkten Auslösung pathologischer Aktivität nach Kompression des Oberarmes ist auch eine reflektorische Ausbreitung möglich, wie auch bei den untersuchten neurologischen Erkrankungen und Schmerzzuständen.

Mit dieser peripher ausgelösten pathologischen Aktivität könnten auch die besonders von SLAUCK immer wieder erwähnten motorischen Reizerscheinungen beim sogenannten infektiösen Muskelrheumatismus erklärt werden.

Nach SLAUCK gelangt ein von entzündlichen Herden im Kopfbereich ausgehendes und rheumaerzeugendes Toxin auf perineuralem Lymphweg an die sacralen Abschnitte des Rückenmarkes und führt durch Wirkung auf die motorischen Vorderhornzellen zu motorischen Reizerscheinungen. Diese Theorie SLAUCKs wurde immer wieder angezweifelt, und von PETTE wurde festgestellt, daß eine Toxinausbreitung auf perineuralem Lymphweg tierexperimentell nicht zu beweisen ist. Auch die elektromyographischen Befunde beim Muskelrheumatismus sprechen für eine periphere Auslösung der motorischen Reizerscheinungen. Elektromyographisch findet man interferierende Potentialmuster sowie besonders in den kleinen Fußmuskeln Fasciculations- und Fibrillationspotentiale. Die interferierenden Potentialmuster sind Ausdruck schmerzbedingter reflektorischer Muskelkontraktion, die Fasciculationspotentiale sind wie auch bei anderen Schmerzzuständen wahrscheinlich Ausdruck reflektorischer Vorderhornentladungen infolge sensibler Reizsummation in der Peripherie, während für die Fibrillationspotentiale möglicherweise Durchblutungsstörungen mitauslösend wirken.

Die vorliegenden Untersuchungsergebnisse gestatten die allgemeine Feststellung, daß die elektromyographisch meßbare pathologische Aktivität (sogenannte Spontanaktivität) keinesfalls ausschließlich Ausdruck pathologischer Prozesse im Bereich der motorischen Vorderhörner und der peripher-motorischen Neurone ist. Es kann zwar zwischen den von neuralen Reizen unabhängigen Erregungen einzelner Muskelfasern oder Muskelfasergruppen und den Entladungen motorischer Vorderhornzellen und motorischen Fasern unterschieden werden, nicht aber ist die Ursache der den Erregungen zugrundeliegenden Störungen ohne weiteres elektromyographsich erkennbar.

Unsere Untersuchungen zeigen, daß für die Entstehung pathologischer Aktivität nicht nur zentrale Ursachen, sondern auch periphere Ursachen verantwortlich gemacht werden müssen. Peripher werden durch eine Mangeldurchblutung der Muskulatur, wie wir sie experimentell durch Kompression des Oberarmes mit einer Staumanschette erzeugt haben, die verschiedensten Faktoren (Absinken des O_2, Ansteigen des CO_2, Verbrauch von Energiereserven, Ansteigen von Milchsäure und zunehmender Übersäuerung des Gewebes) wirksam. Außerdem wird pathologische Aktivität peripher durch eine direkte Druckwirkung auf den Nerven ausgelöst, wie wir sie gleichfalls experimentell durch die Kompression des Oberarmes mit einer Staumanschette erzeugt haben. Zentrale Ursache der pathologischen Aktivität ist eine Erregbarkeitsänderung der motorischen Vorderhornzellen infolge auf sie einwirkender, über den Reflexbogen und corticospinale Bahnen verlaufender Impulse durch sensible Reizerscheinungen und Reizsummierung.

V. Zusammenfassung

Motorische Reizerscheinungen und, als deren elektrophysiologisches Korrelat, die elektromyographisch meßbare pathologische Aktivität (sogenannte Spontanaktivität) haben in der klinischen Neurologie besondere differentialdiagnostische und prognostische Bedeutung. Die bislang bekannten klinischen Untersuchungen zu dieser pathologischen Aktivität sind verhältnismäßig gering und zudem widerspruchsvoll. Aufgabe der vorliegenden Arbeit war es, die Kenntnisse über die verschiedenen Formen pathologischer Aktivität beim Menschen, die pathophysiologischen Bedingungen ihres Auftretens und die diagnostische Wertung zu erweitern.

Es wurden elektromyographische Untersuchungen bei neurologischen Erkrankungen (319 Patienten) bekannter Ursache und Lokalisation durchgeführt. Zur Begründung der dabei gewonnenen Befunde und Erweiterung der Kenntnisse erfolgten elektromyographische Ableitungen bei gesunden Versuchspersonen (124 Versuchspersonen) unter experimentell unphysiologischen Bedingungen (Kompression des Oberarmes mit Staumanschette.)

Diese Untersuchungen zeigen:

1. Pathologische Aktivität tritt unter verschiedenen pathophysiologischen Bedingungen in unterschiedlicher Form auf. Nachgewiesen wurden: Fasciculations- und Fibrillationspotentiale, positive Denervierungspotentiale, außerdem Entladungen hochfrequenter Impulsserien, teilweise mit Tendenz zu rhythmischer Iteration sowie große, rhythmisch repetierende Potentiale (Multiplets).

2. Eine für ein bestimmtes Krankheitsbild spezifische Äußerungsform pathologischer Aktivität läßt sich nicht nachweisen, lediglich eine Häufung bestimmter Formen bei bestimmten pathologischen Zuständen.

3. Die bisherigen Auffassungen über die Ursache und klinische Wertung der Fasciculations- und Fibrillationspotentiale bedürfen einer Ergänzung und Differenzierung. Es trifft nach unseren Untersuchungen nicht zu, daß diese Potentialformen nur bei pathologischen Prozessen im Bereich der motorischen Vorderhornzellen und ihrer Axone auftreten.

4. Die Fasciculationspotentiale und die hochfrequenten Impulsserien sind Ausdruck einer Übererregbarkeit motorischer Vorderhornzellen oder peripherer motorischer Fasern.

5. Die Fasciculationspotentiale treten bei degenerativen Prozessen auch schon vor den klinisch nachweisbaren Anzeichen einer Muskeldenervation auf. Sie werden aber zusammen mit den hochfrequenten Impulsserien gleichfalls registriert bei parabiotischen Zuständen im Bereich der peripheren Nerven, der Muskulatur und in Abhängigkeit von sensiblen Reizerscheinungen. Sie können durch Reizsummation provoziert und verstärkt werden und sind als reflektorische Reizantwort infolge Reizsummation in der Peripherie zu werten. Dies konnte erstmalig vor allem bei chronischen Schmerzzuständen im Bereich der Extremitäten nachgewiesen werden. Damit gewinnt die Elektromyographie auch Bedeutung als Methode zur Objektivierung chronischer Schmerzzustände.

Die Parameter der Fasciculationspotentiale gestatten keine Unterscheidung in sogenannte maligne Fasciculationspotentiale bei degenerativen Vorderhornprozessen und benigne Fasciculationspotentiale als Ausdruck einer Übererregbarkeit motorischer Fasern. Die diagnostische Wertung der Fasciculationspotentiale kann nur unter Berücksichtigung der klinischen Befunde erfolgen.

6. Bei den Fibrillationspotentialen handelt es sich um von neuralen Reizen unabhängige Entladungen einzelner Muskelfasern, als deren Ursache eine erhöhte Labilität der Muskelfasermembran anzusehen ist. Diese kann durch Faserdegeneration, aber auch durch eine unphysiologische Zustandsänderung im Bereich der Muskelfasern verursacht werden. Tatsächlich treten Fibrillationspotentiale nicht nur bei einer Muskeldegeneration, sondern auch bei unphysiologischen Zustandsänderungen verschiedener Ursache, wie Mangeldurchblutung und Kompression des Nerven, auf.

7. Die bei peripheren arteriellen Durchblutungsstörungen vereinzelt und bei experimenteller Ischämie in der postischämischen Phase gehäuft auftretenden sogenannten Multiplets stellen eine in der klinischen Elektromyographie bislang kaum bekannte und beachtete Potentialform dar. Diese Multiplets sind wahrscheinlich durch Erregbarkeitssteigerung der motorischen Endplatten bedingt, möglicherweise handelt es sich um Endplattenpotentiale selbst, deren Parameter den Multiplets durchaus entsprechen. Diese Multiplets können nicht, wie von KUGELBERG und ROSSELLE angenommen wird, als charakteristische Potentialform für das Vorliegen einer Tetanie

oder Kryptotetanie gewertet werden. Der klinische Nachweis einer latenten Stoffwechselstörung mit Hilfe der Elektromyographie bleibt weiter noch problematisch.

8. Die elektromyographischen Befunde bei Kompression des Oberarmes mit Staumanschette zeigen, daß es unter parabiotischen Bedingungen zunächst zu einer Erregbarkeitssteigerung, dann zu einer Erregbarkeitshemmung motorischer und sensibler Fasern kommt. Nach Beseitigung der parabiotischen Bedingungen erfolgt Normalisierung nach einer kurzen Phase der Erregbarkeitssteigerung.

Solche artefiziell erzeugten reversiblen Parabiosen in der Peripherie können als ein Modellversuch in erheblich verkürzter Zeit zur Erfassung der elektrophysiologischen Phänomene nach Schädigung im Bereich des peripheren Nerven und der motorischen Endplatten mit anschließender Reinnervation aufgefaßt werden.

Literatur

ADRIAN, E. D.: The effects of injury on mammalian nerve fibres. Proc. roy Soc. B **106**, 596 (1930).
— and D. W. BRONK: The discharge of impulses in motor nerve fibres: The frequency of discharge in reflex and voluntary contractions. J. Physiol. (Lond.) **67**, 119 (1929).
— and S. GELFAN: Rhythmic activity in skeletal muscle fibres. J. Physiol. (Lond.) **78**, 271 (1933).
ASAI, K., u. H. J. HUFSCHMIDT: Die Entlastungsreaktion beim Spastiker. Dtsch. Z. Nervenheilk. **178**, 298 (1958).
AUERSPERG, A.: Über Paraesthesien. Dtsch. Z. Nervenheilk. **182**, 397 (1961).
BARBEY, K., u. P. BARBEY: Ein neuer Plethysmograph zur Messung der Extremitätendurchblutung. Z. Kreisl.-Forsch. **52**, 1129 (1963).
— — K. E. LOOSE u. J. TERJUNG: Plethysmographische Untersuchungen bei arteriellen Durchblutungsstörungen der Extremitäten. Dtsch. med. Wschr. **32**, 1556 (1963).
BARKER, N. W.: Lesions of peripheral nerves in thromboangiitis obliterans. A clinical pathological study. Arch. intern. Med. **62**, 271 (1938).
BAUMGARTNER, G.: Zur Interpretation der großen rhythmisch repetierenden Entladungen denervierter Muskeln. I. Congr. Intern. Neurol. Bruxelles 1957.
BIRKMAYER, W.: Zum Problem des Phantomschmerzes. Acta neuroveg. (Wien) **7**, 189 (1953).
BLAIR, E. A., and I. ERLANGER: Interaction of medullated fibres of a nerve tested with electric shocks. Amer. J. Physiol. **131**, 483 (1940).
BODECHTEL, G.: Differentialdiagnose neurologischer Krankheitsbilder. Stuttgart: Thieme 1958.
BROWN-SEQUARD, CH.-E.: Lesóns sur les vasomoteurs. 1860.
BUCHTHAL, F.: Electromyography in the diagnosis of central and peripheral lesions of the nervous system. IV. Congr. Internat. Neurol. Paris 1949.
— Muskelaktionspotentialunterbrechungen am gesunden und kranken Muskel. Dtsch. Z. Nervenheilk. **173**, 448 (1955).
— The functional organization of the motor unit. I. Congr. Internat. Sciences Neurologiques, Bruxelles 1957.
— Einführung in die Elektromyographie. München-Berlin: Urban & Schwarzenberg 1958.
— CHR. GULD, and P. ROSENFALCK: Action potential parameters in normal human muscle and their dependence on physiological variables. Acta physiol. scand. **32**, 200 (1954).
— and P. PINELLI: Action potentials in muscular atrophy of neurogenic origin. Neurology (Minneap.) **3**, 591 (1953).
— — and P. ROSENFALCK: Action potential parameters in normal human muscle and their physiological determinants. Acta physiol. scand. **32**, 219 (1954).
— and P. ROSENFALCK: Action potential parameters in different human muscles. Acta psychiat. (Kbh.) **30**, 125 (1955).
CASTILLO, J. DEL, and B. KATZ: zit. n. G. BAUMGARTNER: Progr. Biophys. **6**, 121 (1956).
CHARCOT, J.-M.: Neue Vorlesungen über die Krankheiten des Nervensystems. (übers.: S. FREUD). Leipzig-Wien: Toeplitz u. Deuticke 1886.
COERS, C.: zit. n. BAUMGARTNER: Arch. Biol. (Liège) **64**, 495 (1953).

54 Literatur

CREUTZFELDT, O.: Membranpotentiale in menschlichen Muskeln bei gesunden Personen und Patienten mit Adynamia episodica hereditaria und periodischer Lähmung. Naturwissenschaften **12**, 284 (1962).

DENNY-BROWN, D.: Interpretation of the electromyogramm. Arch. Neurol. (Chic.) **61**, 99 (1949).

— and J. PENNYBACKER: Fibrillation and fasciculation in voluntary muscle. Brain **61**, 311 (1938).

DUHOT, E.: Les Névrites par ischémie. Paris: Malvine 1932.

DUTIL, A., et H. LAMY: Contribution á l'étude de l'artériete oblitérante progressive et des névrites d'orignie vasculaire. Arch. Méd. exp. **5**, 102 (1893).

EBBECKE, V. v: Gefäßreaktionen. Ergebn. Physiol. **22**, 401 (1923).

EICHNA, A. W., and R. B. WILKINS: Reactive hyperemia; factors influencing the bloodflow during the vasodilatation following ischemia. Bull. Johns Hopk. Hosp. **68**, 450 (1941).

EIFF, A. W. v.: Klinische Aspekte des Muskeltonus. in: Medizinische Grundlagenforschung. Bd. III, S. 65. Stuttgart: Thieme 1960.

ERBSLÖH, F., u. F. KATZMEIER: Polyneuritis bei Thrombangitis obliterans. Arch. Psychiat. Nervenkr. **183**, 703 (1950).

ESSLEN, E.: Der Spasmus facialis — eine Parabioseerscheinung. Dtsch. Z. Nervenheilk. **176**, 149 (1957).

FOERSTER, O.: Die arteriosklerotische Neuritis. Wien med. Wschr. **63**, 313 (1913).

— Symptomatologie der Erkrankungen des Rückenmarks und seiner Wurzeln. Hdb. d. Neurol. (BUMKE u. FOERSTER). V. Bd., allg. Neurol. Berlin: Springer 1936.

FORSTER, F. M., and B. J. ALPERS: Site of origin of fasciculations in voluntary muscle. Arch. Neurol. Psychiat. (Chic.) **51**, 264 (1944).

— W. J. BORKOWSKI, and B. J. ALPERS: Effects of denervation of fasciculations in human muscle. Relation of fibrillations to fasciculations. Arch. Neurol. Psychiat. (Chic.) **56**, 276 (1946).

FUHRMANN, F. A., and J. M. CRISMON: Muscle electrolytes in vals following ischemia by tourniquets. Amer. J. Physiol. **167**, 289 (1951).

— J. L. WATSON, and J. M. CRISMON: Muscle electrlytes and glykogen following ischemia produced by intraarterial injections of glass microspheres. Amer. J. Physiol. **167**, 305 (1951).

GASSER, H. S.: Pain producing impulses in peripheral nerves. Res. Publ. Ass. nerv. ment. Dis. **23**, 44 (1942).

GELLHORN, E.: The physiological foundation of neurology and psychiatry. Univ. of Minnesota Press 1953.

GERONNE: Die rheumatischen Krankheiten. Wien-Berlin: Urban & Schwarzenberg 1940.

GILFILLAN, R. S., O. W. JONES jr., S. J. ROLAND, and E. J. WYLIE: Arterial occlusions simulating neurological disorders of the lower limbs. J. Amer. med. Ass. **154**, 1149 (1954).

GÖPFERT, H.: Über den Tonus der Skelettmuskulatur. In: Medizinische Grundlagenforschung, Bd. III. S. 39. Stuttgart: Thieme 1960.

— A. W. v. EIFF u. C. HOWIND: Quantitative Beziehungen zwischen Energiestoffwechsel und reflektorischem Muskeltonus bei Thermoregulation. Z. ges. exp. Med. **120**, 308 (1953).

GOLDSCHEIDER: zit. n. H. S. GASSER.

GRANIT, R. L., L. LEKSELL, and C. R. SKOCLUND: Fibre intraction in injured or compressed region of nerve. Brain **67**, 125 (1944).

GRANIT, R.: Reflex self-regulation of the muscle contraction and autogenetic inhibition. J. Neurophysiol. **13**, 351 (1950).

— and B. KAADA: Influence of stimulation of central nervous structures on muscles spindles in cat. Acta physiol. scand. **27**, 130 (1952).

HARMAN, J. W.: The significance of local vascular phenomena in the production of ischemie necrosis in skeletal muscle. Amer. J. Path. **24**, 625 (1958).

HARPUDER, K., and D. O. STEIN: Studies on the nature of pain arising from an ischemic limb. Amer. Heart J. **25**, 4209 (1943).

HEGGLIN, R.: Differentialdiagnose innerer Krankheiten. Stuttgart: Thieme 1960.

HEIDENHAIN: zit. n. J. SOMMER: Arch. f. Anat. u. Physiol.; Physiol. Abt. Suppl. Bd. **1883**, 133.

HENATSCH, H. D., u. D. H. INGVAR: Chlorpromazin und Spastizität. Arch. Psychiat. Nervenkr. **195**, 77 (1956).

HENSEL, H.: Physiologie der Thermorezeption. Ergebn. Physiol. **47**, 166 (1952).

— Afferente Impulse aus den Kälterezeptoren der äußeren Haut. Pflügers Arch. ges. Physiol. **256**, 470 (1953).

Hensel, H. u. Y. Zottermann: Quantitative Beziehungen zwischen den Entladungen einzelner Kältefasern und der Temperatur. Acta physiol. scand. **23**, 291 (1951).

Hess, H.: Die obliterierenden Gefäßerkrankungen. München: Urban & Schwarzenberg 1959.

Hirschmann, J.: Schon- und Gewohnheitslähmungen bei Nervenschußverletzungen. Z. ges. Neurol. Psychiat. **175**, 688 (1943).

— Die neurogene Form des Sudeck'schen Syndroms. Arch. Psychiat. Nervenkr. **180**, 681 (1948).

— Über das Zustandekommen trophischer Gewebsveränderungen nach Verletzungen peripherer Nerven. Berlin: Carl Marhold 1951.

— Progressive Krankheitsbilder nach Verletzung peripherer Nerven. Nervenarzt **26**, 477 (1955).

Hoefer, P. F. A., and S. A. Guttmann: Electromyography as a method for determination of level of lesions in the spinal cord. Arch. Neurol. (Chic.) **51**, 415 (1944).

— — Electromygraphic studies of the human motor system. Rapp. IV. Congres neur. intern. Paris 1949.

Hoffmann, P.: Über die bei Degeneration von Muskeln auftretenden Veränderungen der elektrischen Aktion. Z. ges. Neurol. Psychiat. **161**, 238 (1937).

Hufschmidt, H. J.: Die rasche Willkürkontraktion. Z. Biol. **107**, 1 (1954).

— Über den Spannungsreflex beim Menschen. Z. Biol. **111**, 75 (1959).

Hutchinson, E. C., and L. A. Liversedge: Neuropathy in peripheral vascular disease quart. J. Med. **25**, 267 (1956).

Jasper, H., and G. Ballem: Unipolar electromyograms of normal and denervated human muscle. J. Neurophysiol. **12**, 231 (1949).

Joffroy, A., et Ch. Achard: Névrite pérphérique d'origine vasculaire. Arch. Méd. exp. **1**, 229 (1889).

Jung, R.: Elektromyographie und Myographie. Handb. d. inn. Mediz. Bd. V, 1. Berlin-Göttingen-Heidelberg: Springer 1953.

Katz, B., and O. H. Schmitt: Electric interaction between two adjacent fibres. J. Physiol. (Lond.) **97**, 471 (1940).

Kazmeier, F.: Der vasale Faktor bei Erkrankungen der peripheren Nerven. Nervenarzt **21**, 353 (1950).

Klensch, H.: Serienentladungen an druckparabiotischen Nervenstellen. Pflügers Arch. ges. Physiol. **252**, 369 (1950).

Krischek, J.: Das Problem der Neuritis unter dem besonderen Aspekt des Bandscheibenvorfalles. Basel-New York: Karger 1955.

Kroch, A.: Anatomie und Physiologie der Kapillaren. Berlin: Springer 1929.

Krücke, W.: Erkrankungen der peripheren Nerven. Handb. d. spez. path. Anat. und Histologie, 13. Bd., 5. Teil. Berlin-Göttingen-Heidelberg: Springer 1955.

Kuffler, S. W.: Electric potential changes at an isolated nerve-muscle junction. J. Neurophysiol. **5**, 18 (1942).

— Spezific exacitability of the endplate region in normal and denervated muscle. J. Neurophysiol. **6**, 99 (1943).

— Action of veratrine on nerve-muscle preparations. J. Neurophysiol. **8**, 113 (1945).

Kugelberg, E.: "Injury activity" and "Trigger zones" in human nerves. Brain **69**, 310 (1946).

— Activation of human nerves by hyperventilation and hypocalcemia. Arch. Neurol. Psychiat. (Chic.) **60**, 153 (1948).

— Activation of human nerves by ischemia. Arch. Neurol. Psychiat. (Chic.) **60**, 140 (1948).

— and I. Petersen: "Insertion potentials" in electromyography. J. Neurol. **12**, 268 (1949).

— and C. R. Skoglund: Natural and artifical activation of motor units. J. Neurophysiol. **9**, 399 (1946)

Kure, Ken: Die vierfache Muskelinnervation. Z. ges. exp. Med. **47** (1925); **48** (1926).

Kutscha, W.: Die Funktion der motorischen Endplatte. Dtsch. med. Wschr. **7**, 326 (1963).

Landau, W. M.: Comparsion of different needle leads in EMG recording from a single site. Electroenceph. clin. Neurophysiol. **3**, 169 (1951).

— The essential mechanism in myotonia. Neurology (Minneap.) **2**, 369 (1952).

Langley, J. N.: zit. n. J. Sommer: J. Physiol. (Lond.) **50**, 335 (1905).

— and T. Kato: The physiological action of physostigmine and its action on denervated skeletal muscle. J. Physiol. (Lond.) **49**, 410 (1915).

Lapp, H.: zit. n. Rotter.

Leksell, L.: The action potential and excitatory effects of the small ventral root fibres to skeletal muscle. Acta physiol. scand. **10**, 31, 84 (1945).

Lewis, Th.: Pain in muscular ischemia. Arch. intern. Med. **49**, 713 (1932).
— G. W. Pickering, and P. Rothschild: Centripetal paralysis arising out of arrested blood flow of the limb. Heart **16**, 1 (1931).
Linke, H.: Klinisch-experimentelle Untersuchungen zur Frage der ischämischen Neuropathie bei peripheren arteriellen Durchblutungsstörungen. Verh. dtsch. Ges. inn. Med. 67. Kongr. 1961, S. 651. München: J. F. Bergmann 1962.
Lorente de No, R.: A study of nerve physiology. Rockefeller Institute for medical research, New York 1947.
Luco, J. V., and C. Eyzaguirre: Fibrillation and hypersensitivity to ACH in denervated muscle: Effect of length of degenerating nerve fibres. J. Neurophysiol. **18**, 65 (1955).
Lüllmann, H.: Über die Ursache spontaner Fibrillationen denervierter Skelettmuskulatur. Klin. Wschr. **38**, 1169 (1960).
— Über die Ursache spontaner Fibrillationen denervierter Skelettmuskulatur. Klin. Wschr. **22**, 1169 (1960).
Lüthy, F.: Periphere Nerven. Handb. d. inn. Mediz., Bd. V, 1. Berlin-Göttingen-Heidelberg: Springer 1953.
Magladery, J. W., D. B. McDougal, and J. Stoll: Electrophysiological studies of nerve and reflex acitivity in normal man. I. Identification of certain reflexes in the electromyogram and the conduction of peripheral nerve fibers Bull. Johns Hopk. Hosp. **88**, 265 (1950). — II. The effects of peripheral ischemia. — III. The postischemic state. Bull. Johns Hopk. Hosp. **88**, 291 (1951).
Marcus, H.: Polyneuritis perivasculitica. Acta psychiat. neurol. (Kbh.) **8**, 297 (1933).
Marguth, F.: Das Elektromyogramm (EMG) bei Bandscheibenvorfällen und Osteochondrosen und seine Bedeutung für die Differentialdiagnose. Münch. med. Wschr. **96**, 979 (1954).
— H. Orbach u. K. Vetter: Das Elektromyogramm in der Diagnostik der spinalen Nervenwurzelkompressionen. Nervenarzt **26**, 137 (1955).
Mayer, K.: Medikamentöse Behandlung chronischer Schmerzzustände in der Neurologie. Med. Welt (Berl.) **25**, 1345 (1960).
— Elektromyographische Untersuchungen zur Objektivierung motorischer Schmerzphänomene. Dtsch. Z. Nervenheilk. **182**, 1 (1961).
Müller, P.: Über Auslösung von Erregungen an parabiotischen Nervenstellen und ihre Gesetzmäßigkeit. Pflügers Arch. ges. Physiol. **257**, 384 (1953).
— Über den Ablauf spontaner rhythmischer Erregungen an parabiotischen Nervenstellen und seine Beeinflussung durch elektrische Polarisation. Pflügers Arch. ges. Physiol. **257**, 363 (1953).
— Über lokale Potentialwellen und rhythmische Entladungen an parabiotischen Nervenstellen des Frosches. Pflügers Arch. ges. Physiol. **257**, 112 (1953).
Nicholls, J. G.: zit. n. W. Kutscha: J. Physiol. (Lond.) **131**, 1 (1956).
Norman: zit. n. Heilmeyer u. H. Begemann: Handb. inn. Med., II. Bd., S. 453. Berlin-Göttingen-Heidelberg: Springer 1951. — Amer. Heart. J. **13**, 257 (1937).
Pacenko, D. J.: Über einige Eigentümlichkeiten von Neuritis bei Spontangangrän. Nevropat. i Psichiat. **7**, 34 (1938).
— Über den Einfluß der Ischämie auf die peripheren Nervenstämme. Ann. Anat. path. **17**, 61 (1947).
Patrassi e Jona: zit. n. L. Heilmeyer u. H. Begemann: Handb. inn. Med., II. Bd., S. 453. Berlin-Göttingen-Heidelberg: Springer 1951. — Riv. Clin. med. **37**, 166, 193 (1936).
Pauschinger, P., u. K. Brecht: Der Einfluß von Änderungen der extracellulären Calciumkonzentration auf die Ermüdungskontraktur von Skelettmuskeln. Pflügers Arch. ges. physiol. **272**, 254 (1961).
Pette, H.: Die akut entzündlichen Erkrankungen des Nervensystems. S. 607. Leipzig: Thieme 1942.
Pettermann, J. L., and D. K. Spitler: Vacular disorders of peripheral nerves. J. Amer. med. Ass. **114**, 2275 (1940).
Proebster, R.: Über Muskelaktionsströme am gesunden und kranken Menschen. Z. orthop. Chir. **50**, 1 (1928).
Ratschow, M.: Angiologie. Stuttgart: Thieme 1959.
Raymond, F., u. Deroche: zit. n. J. Hirschmann (1951).
Reid, C.: Experimental ischemia: sensory phenomena fibrillary twitchings and the effects on pulse, vespiration and blood pressure. Quart. J. exp. Physiol. **21**, 243 (1931).
Richardson, A. T.: Muscle fasciculation. Arch. phys. Med. **35**, 281 (1953).

ROBERTS, J. TH.: The effect of occlusive arterial diseases of the experimentics on the blood supply of nerves. Exprimental and clinical studies on the role ov the vasa nervorum. Amer. Heart. J. **35**, 369 (1948).

RODECK, H.: Der Kaliumhaushalt im kranken Muskel. Schweiz. med. Wschr. **1953**, 1137.

ROSSELLE, N.: Atlas of electromyography. Electromyography in nervous diseases and in mangnesium tetany. Louvain: Nauwelaerts Ed. 1958.

ROTTER, W.: Das morphologische Gewebssubstrat bei gestörter Durchblutung. in: Angiologie. Stuttgart: Thieme 1959.

SCHALTENBRAND, G.: Experimentelle Untersuchungen über Spasmus und Rigor. Ber. Psychiatr. Klin. Univ. Würzburg **84**, 2295 (1959).

SCHIFF, M.: Über motorische Lähmung der Zunge. Rose und Wunderl. Archiv **10**, 579 (1851).

SCHLESINGER, H.: Über eine durch Gefäßerkrankungen bedingte Form der Neuritis. Neurol. Zbl. **14**, 578 (1895).

— Über eine wenig bekannte Form der vaskulären Neuritis. Wien med. Wschr. **83**, 98 (1933).

SHERRINGTON, C. S.: Remarks on some aspects of reflex inhibition. Proc. roy. Soc. B **97**, 519 (1925).

SLAUCK, A.: Anleitung zur klinischen Analyse des infektiösen Rheumatismus. Dresden-Leipzig: Steinhopff 1939.

SOLANDT, D. Y., and J. W. MAGLADERY: The relation of atrophy to fibrillation in denervated muscle. Brain **63**, 255 (1940).

SOMMER, J.: Die Aktionsströme der degenerierenden quergestreiften Muskulatur. Zschr. Biol. **99**, 277 (1938).

SORGO, W.: Über den Einfluß peripher-vegetativer Störungen auf die Funktion des Rückenmarkes. Acta neurochir. (Wien) **2**, 83 (1951).

SPERANSKY, A. D.: Grundlagen der Theorie der Medizin. (übers. v. ROQUES). Berlin: Saenger 1950.

SPIELMEYER, W.: zit. n. LÜTHY.

SUNDERLAND, S.: Blood supply of the sciaticnerve and its popliteal divisions in man. Arch. Neurol. (Chic.) **54**, 283 (1945).

— Blood supply of peripheral nerves. Pratical considerations. Arch. Neurol. (Chic.) **54**, 280 (1945).

— Blood supply of the nerves of the upper limb in man. Arch. Neurol. (Chic.) **53**, 91 (1945).

VALENTIN, B.: Die feinere Gefäßversorgung der peripheren Nerven (experimentelle Untersuchungen). Arch. orthop. Unfall-Chir. **18**, 57 (1920).

VULPIAN, E., et F.-A. PHILIPEAUX: zit. n. J. SOMMER: C. R. Acad. Sci. (Paris) **56**, 1009 (1863).

WATZ, CHR.: zit. n. W. ROTTER.

WEDDEL, G., and D. C. SINCLAIR: Pins and needles. Observations on some of the sensations aroused in a limb by the application of pressure. J. Neurol. Neurosurg. Psychiat. **10**, 26 (1947).

WEDENSKY, N. E.: Die fundamentalen Eigenschaften des Nerven unter Einwirkung einiger Gifte. Pflügers Arch. ges. Physiol. **82**, 134 (1900).

— Die Erregung, Hemmung und Narkose. Pflügers Arch. ges. Physiol. **100**, 1 (1903).

WINKELMANN and BORNS: zit. n. L. HEILMEYER u. H. BEGEMANN: Handb. d. inn. Med., II. Bd., S. 455. Berlin-Göttingen-Heidelberg: Springer 1951. — J. nerv. ment. Dis. **76**, 597 (1953).

WOODS, W. W., and P. A. SHEA: The value of electromyography in neurology and neurosurgery. J. Neurosurg. **8**, 595 (1951).

ZIMMERMANN, H.: Experimentelle Untersuchungen über funktionelle, morphologische und histochemische Veränderungen im Gefolge zeitlicher Durchblutungsstörungen. Habilitationsarbeit Gießen 1957.

— u. W. BLASIUS: Funktionelle und histochemische Veränderungen an den Vorderhornganglienzellen nach zeitlich abgestufter Ischämie. Vortrag Ges. Physiol. 1957 Münster. Pflügers Arch. ges. Physiol. **266**, 1 (1957).

ZOTTERMANN, Y.: Touch, Pain an Tickling: an electrophysical investigation on cutaneous sensory nerves. J. Physiol. (Lond.) **95**, 1 (1939).